essentials

Essentials liefern aktuelles Wissen in konzentrierter Form. Die Essenz dessen, worauf es als „State-of-the-Art" in der gegenwärtigen Fachdiskussion oder in der Praxis ankommt. *essentials* informieren schnell, unkompliziert und verständlich

- als Einführung in ein aktuelles Thema aus Ihrem Fachgebiet
- als Einstieg in ein für Sie noch unbekanntes Themenfeld
- als Einblick, um zum Thema mitreden zu können

Die Bücher in elektronischer und gedruckter Form bringen das Fachwissen von Springerautor*innen kompakt zur Darstellung. Sie sind besonders für die Nutzung als eBook auf Tablet-PCs, eBook-Readern und Smartphones geeignet. *essentials* sind Wissensbausteine aus den Wirtschafts-, Sozial- und Geisteswissenschaften, aus Technik und Naturwissenschaften sowie aus Medizin, Psychologie und Gesundheitsberufen. Von renommierten Autor*innen aller Springer-Verlagsmarken.

Thomas Petzold

Kompetenzprofil Digitale Transformation

Eine Perspektivbetrachtung für Qualitäts-, Risikomanagement und Patientensicherheit

Unter Mitarbeit von Heike Beschmann, Pauline Effenberger, Katharina Ille, Kerstin Rego, Jörg Siebert und Oliver Steidle für die AG Digitalisierung und Qualitätsmanagement der Gesellschaft für Qualitätsmanagement in der Gesundheitsversorgung (GQMG) e.V.

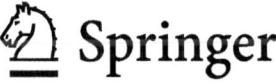

Thomas Petzold
Dresden, Sachsen, Deutschland

ISSN 2197-6708 ISSN 2197-6716 (electronic)
essentials
ISBN 978-3-662-71417-1 ISBN 978-3-662-71418-8 (eBook)
https://doi.org/10.1007/978-3-662-71418-8

Die Deutsche Nationalbibliothek verzeichnet diese Publikation in der Deutschen Nationalbibliografie; detaillierte bibliografische Daten sind im Internet über https://portal.dnb.de abrufbar.

© Der/die Herausgeber bzw. der/die Autor(en), exklusiv lizenziert an Springer-Verlag GmbH, DE, ein Teil von Springer Nature 2025

Das Werk einschließlich aller seiner Teile ist urheberrechtlich geschützt. Jede Verwertung, die nicht ausdrücklich vom Urheberrechtsgesetz zugelassen ist, bedarf der vorherigen Zustimmung des Verlags. Das gilt insbesondere für Vervielfältigungen, Bearbeitungen, Übersetzungen, Mikroverfilmungen und die Einspeicherung und Verarbeitung in elektronischen Systemen.
Die Wiedergabe von allgemein beschreibenden Bezeichnungen, Marken, Unternehmensnamen etc. in diesem Werk bedeutet nicht, dass diese frei durch jede Person benutzt werden dürfen. Die Berechtigung zur Benutzung unterliegt, auch ohne gesonderten Hinweis hierzu, den Regeln des Markenrechts. Die Rechte des/der jeweiligen Zeicheninhaber*in sind zu beachten.
Der Verlag, die Autor*innen und die Herausgeber*innen gehen davon aus, dass die Angaben und Informationen in diesem Werk zum Zeitpunkt der Veröffentlichung vollständig und korrekt sind. Weder der Verlag noch die Autor*innen oder die Herausgeber*innen übernehmen, ausdrücklich oder implizit, Gewähr für den Inhalt des Werkes, etwaige Fehler oder Äußerungen. Der Verlag bleibt im Hinblick auf geografische Zuordnungen und Gebietsbezeichnungen in veröffentlichten Karten und Institutionsadressen neutral.

Springer ist ein Imprint der eingetragenen Gesellschaft Springer-Verlag GmbH, DE und ist ein Teil von Springer Nature.
Die Anschrift der Gesellschaft ist: Heidelberger Platz 3, 14197 Berlin, Germany

Wenn Sie dieses Produkt entsorgen, geben Sie das Papier bitte zum Recycling.

Was Sie in diesem *essential* finden können

- Werte, Wissen, Qualifikationen und Kompetenzen für Mitarbeitende des Qualitäts-, Risikomanagements und der Patientensicherheit
- Anforderungen der digitalen Transformation an das Wissen von Mitarbeitenden des Qualitäts-, Risikomanagements und der Patientensicherheit und dessen Abstraktion auf konkrete Tätigkeitsinhalte
- Möglichkeiten der Weiterentwicklung von Tätigkeiten des Qualitäts-, Risikomanagements und der Patientensicherheit durch die digitale Transformation

Vorwort

Die digitale Transformation ist das bestimmende Thema des Gesundheitswesens. Der Zeitpunkt des Beginns ist nicht feststellbar. Deutlich ist, dass sie nicht enden wird. Die digitale Transformation ist keine Eigenheit des Gesundheitswesens, sondern eine gesamtgesellschaftliche Aufgabe, die sich über alle Wirtschaftsbereiche erstreckt und jede Person, ob berufstätig oder nicht, betrifft. Gesundheitseinrichtungen suchen Mitarbeitende die alles Wissen für die digitale Transformation aus ihrem privaten Umfeld oder ihrem Arbeitgeber mitbringen. Dabei ist offen, welches Wissen sie konkret für ihre Arbeitsaufgaben benötigen.

Mitarbeitende in Gesundheitseinrichtungen und die Einrichtungen selbst verfügen über hohes Expertenwissen. Für die Anwendung von Expertenwissen braucht es ebenso spezialisierte Anwendungen, die dazu in die Lage versetzt werden strukturiert mit den beigebrachten Informationen zu arbeiten.

Dieses *essential* bietet Mitarbeitenden und Gesundheitseinrichtungen gleichermaßen einen Überblick, welche Kompetenzen für die Wahrnehmung der Tätigkeiten des Qualitäts-, Risikomanagement und der Patientensicherheit entscheidend sind. Es soll den Anreiz geben, den Potentialen der digitalen Transformation für die eigene Person und Organisation proaktiv zu begegnen und selbst gestaltend mitzuwirken, sodass die Gesundheitsversorgung für Patientinnen und Patienten weiterentwickelt werden kann und Mitarbeitende den Fokus ihrer Tätigkeit genau darauf ausrichten können.

im April 2025   Thomas Petzold
Dresden

Inhaltsverzeichnis

1 Einleitung... 1

2 Werte, Wissen, Qualifikation und Kompetenz.................. 5

3 Kompetenzprofil für Qualitäts-, Risikomanagements und
   Patientensicherheit.. 9
   3.1 Persönlichkeits- und Sozialkompetenz..................... 9
   3.2 Fach- und Methodenkompetenz............................ 11
   3.3 Digitale Kompetenz... 13

4 Umgang des Kompetenzprofils in Gesundheitseinrichtungen...... 21

5 Potentiale für Qualitäts-, Risikomanagement und
   Patientensicherheit.. 23
   5.1 Kompetenzmanagement aktiv ausgestalten................ 25
   5.2 Wie weiter?... 27

6 Exkurs: Kompetenzen digitaler Transformation zur
   Reduktion von Bürokratie.. 29

7 Fazit.. 31

Was Sie aus diesem essential mitnehmen können.................. 33

Literatur... 35

Über den Autor

Dr. rer. medic. **Thomas Petzold** ist Referent Unternehmensentwicklung und IT-Koordination im Medizinischen Dienst Sachsen. Er ist Co-Host des Podcasts „Puls der Transformation" und engagiert sich in der Gesellschaft für Qualitätsmanagement in der Gesundheitsversorgung e. V. (GQMG) für das Thema Digitalisierung und Qualitätsmanagement.

Vor seiner Tätigkeit beim Medizinischen Dienst Sachsen war er Mitarbeiter im Zentralbereich Qualität- und medizinisches Risikomanagement am Universitätsklinikum Carl Gustav Carus an der Technischen Universität Dresden sowie wissenschaftlicher Mitarbeiter am Zentrum für evidenzbasierte Gesundheitsversorgung (ZEGV).

Dr. Thomas Petzold, Referent Unternehmensentwicklung und IT-Koordination, Medizinischer Dienst Sachsen, Am Schießhaus 1, 01067 Dresden, Telefon 0351 800052111, Thomas.Petzold@md-sachsen.de

Einleitung 1

Die Mitarbeitenden von Gesundheitseinrichtungen stellen die wichtigste Größe für eine funktionierende, am Patientenwohl orientierte und qualitativ hochwertige Gesundheitsversorgung dar. Kontinuierlich werden an Mitarbeitende neue Erwartungen und Anforderungen gestellt, die sich in der komplexen Aufbau- und Ablauforganisation von Gesundheitseinrichtungen spiegeln (Senghaas & Struck 2023, S. 17 f.). Damit die Erwartungen und Anforderungen durchdrungen und ausgefüllt werden können, ist es notwendig, dass alle Mitarbeitenden ausreichend befähigt werden organisiert zu handeln (Jankelová et al. 2022). Diese Handlungsfähigkeit beruht auf unterschiedlichen Aspekten, die als Anforderungen gegenüber Werten, Wissen, Erfahrungen, Fertigkeiten, Qualifikation und Kompetenzen gerichtet sind. Gesundheitseinrichtungen müssen anerkennen, dass die Herstellung der Handlungsfähigkeit von Mitarbeitenden organisationsbezogen gesteuert werden muss, um den Herausforderungen, die an die Gesundheitsversorgung gerichtet werden, nachhaltig zu begegnen (Petzold et al. 2025).

Die Herausforderungen von Gesundheitseinrichtungen sind vielschichtig und umfassen diverse Handlungsfelder. Für die Bewältigung der bestehenden Herausforderungen existieren unterschiedliche Strategien, die durch den Gesetzgeber angestoßen und von allen Gesundheitseinrichtungen betrieben werden (Möller & Popa 2019, S. 513). Alle Akteure des Gesundheitswesens sind betroffen und somit bedarf es Anstrengungen, die auf ein gemeinsames Ziel hin ausgerichtet sind, um es nachhaltig und wirkungsvoll zu erreichen. Im Rahmen der Ursachenbetrachtung wird häufig auf personelle und/oder finanzielle Faktoren fokussiert, da deren Auswirkung auf das Versorgungsgeschehen kausal scheinen und unmittelbar sicht- und für alle Beteiligte spürbar sind (Nikendei et al. 2020). So wird schnell von Personalmangel oder Unter-, Über- und Fehlversorgung gesprochen. Im Zusammenspiel finanzieller und personeller Faktoren wird häufig der geringe Grad der Digitalisierung des Gesundheitswesens thematisiert (Weber & Kuhn 2023, S. 103; Caumanns 2019, S. 23). Dabei stellt die digitale Transformation des Gesundheitswesens eine zentrale Herausforderung als auch Chance dar. Diese Chance beinhaltet das Potential, etablierte Strukturen und Prozesse grundlegend neu zu gestalten und den gesellschaftlichen Nutzen der Gesundheitsversorgung zu steigern (Stachwitz & Debatin 2023, S. 111; Jansky et al. 2023). Die damit verbundenen individuellen Erwartungen an die Möglichkeiten und Resultate der digitalen Transformation sind umfangreich. Ausgangspunkt für die digitale Transformation stellen die Erschließung und das Vorhandensein relevanter und qualitativ hochwertiger Daten sowie das Konstrukt aus deren Erfassung, Speicherung, Bereitstellung und Verwendung dar. Darauf aufbauend können (intelligente) Anwendungen nutzbringend eingesetzt werden, um zu versuchen, Fragen der Gesundheitsversorgung und Forschung zu beantworten (Schickhardt et al. 2023). Was im Kern trivial klingt umfasst einen vielschichtigen Kosmos, in dem die Begriffe Interoperabilität, elektronische Patientenakte, Telemedizin, eHealth, mHealth, digitale Gesundheits- und Pflegeanwendungen, Automatisierung, Algorithmen, Künstliche Intelligenz, Robotik, digitale Vernetzung, smart Hospitals, Cybersecurity, Blockchain, digitale Identität, e-Learning und weitere mehr diskutiert werden sowie an Transformations- und Implementierungsstrategien gearbeitet wird. Neben diesen zunächst technisch klingenden Begriffen bedarf es auch der Integration von Patienten-Empowerment und Partizipation sowie der Steigerung der eHealth Literacy, um digitale Transformation nachhaltig auszugestalten (Marsall et al. 2025). Nur so kann es möglich sein, die bedarfsgerechte Ausgestaltung von Versorgungsstrukturen, den Nutzen von Behandlungs- oder Versorgungsprogrammen, die patientenzentrierte Ausrichtung von Versorgungsprozessen oder die Ausrichtung von Versorgungsergebnissen an Patientenzielen und deren Wirksamkeit zu bewerten. Der Gesetzgeber hat eine Reihe regulatorischen Grundlagen geschaffen, um Gesundheitseinrichtungen zu unterstützen und den bestehenden Fragestellungen wirkungsvoll entgegen zu treten. Weitere müssen folgen, um der Entwicklung standzuhalten.

Für die erfolgreiche Umsetzung von Maßnahmen und Strategien der digitalen Transformation ist gegenüber allen Akteuren des Gesundheitswesens die gleiche Prämisse gestellt: etablierte Versorgungsstrukturen und damit verbundene Prozesse sind kritisch zu prüfen. Diese Prüfung erfordert eine Evaluation aus der Perspektive von Patientinnen und Patienten unter Berücksichtigung digitaler Technologien. Das Ziel ist die wirkungsvolle Unterstützungsleistung digitaler Technologien für Strukturen, in Prozessen, an Schnittstellen oder für Beteiligte an denen es sinnvoll und nutzbringend ist. Dabei können Prozesse innerhalb einer

1 Einleitung

Gesundheitseinrichtung herangezogen werden und Prozesse, die gemeinschaftlich mit anderen Akteuren des Gesundheitswesens genutzt werden (Wißotzki et al. 2021). Dies schließt insbesondere die Kommunikationen mit Versicherten bzw. Patientinnen und Patienten ein. Insbesondere für disruptive Prozesse mit direkten Kontakt zu Patientinnen und Patienten kann deren Nutzen bzw. veränderte Wahrnehmung des Nutzens ermittelt werden. Die Ausrichtung von Versorgungsstrukturen und -prozessen am Patientennutzen stellt weiterhin ein vernachlässigtes Ziel in der Ausgestaltung der Versorgung dar (Ginsburg & Phillips 2018, S. 700). Auch wenn die Ausrichtung an Patientenzielen mitunter aufwendig ist, sollte sie weiterhin verfolgt und sukzessive ausgebaut werden.

Unabhängig davon in welchem Kontext die digitale Transformation betrachtet wird – innerhalb einer Organisation, über die Grenzen einer Organisation hinaus oder im direkten Austausch mit Patientinnen und Patienten – sind unterschiedliche Berufsgruppen beteiligt (Wiesböck & Hess 2020, S. 76). Jede Berufsgruppe nimmt ihre inhärenten Aufgaben wahr. Berufe mit direktem Patientenkontakt, wie Ärztinnen und Ärzte, Pflegekräfte und andere therapeutische Berufe werden durch weiteres Personal unterstützt, welches nicht direkt in die Patientenversorgung tätig ist, sie aber flankierend beeinflusst. Dabei handelt es sich um Mitarbeitende der Informationstechnologie, des Patientenmanagements oder (Medizin-)Controllings, des Einkaufs und der Logistik sowie des Qualitäts-, Risikomanagement und der Patientensicherheit. Dabei sollen Patientinnen und Patienten ausschließlich die Berufsgruppen des direkten Kontaktes wahrnehmen und eben diese auch die Möglichkeit haben, sich auf Patientinnen und Patienten zu fokussieren und nicht durch nebensächliche Aktivitäten abgelenkt werden. Für dieses Zusammenspiel ist, wie auch bei der Konzeption und Implementierung digitaler Technologien, eine zentrale Steuerung erforderlich. Da Qualitäts-, Risikomanagement und Patientensicherheit alle Organisationseinheiten bei der Ausgestaltung und Evaluation von Versorgungsstrukturen und -prozessen berät sowie diese Aktivitäten bündelt und koordiniert ist es auch für die digitale Transformation der geeignete, zentrale Ansprechpartner. Zusätzlich ist es im Auftrag der Geschäftsleitung einer Organisation tätig und kann auf diese Weise die Organisationseinheiten hinsichtlich strategischer Fragen beraten (Eberlein-Gonska 2011, S. 149).

Für die Koordination und Beratung von Veränderungen muss das handelnde Personal qualifiziert sein und entsprechende Kompetenzen aufweisen. Insbesondere bei der Konzeption, begleitenden Entwicklung, Implementierung und kritischen Evaluation digitaler Technologien für den Kontext von Gesundheitseinrichtungen sind Werte, Wissen, Qualifikation und Kompetenzen von

Mitarbeitenden erforderlich. Dabei ist bislang unklar, welche Anforderungen an das Wissen, die Qualifikation und Kompetenzen der Mitarbeitenden des Qualitäts-, Risikomanagement und Patientensicherheit für die Unterstützung der erfolgreichen Durchführung digitaler Transformation in Gesundheitseinrichtungen existieren.

Werte, Wissen, Qualifikation und Kompetenz

2

In Gesundheitseinrichtungen wird eine hohe Kompetenz der Mitarbeitenden des Qualitäts-, Risikomanagements und Patientensicherheit vorausgesetzt, um die an sie gestellten Tätigkeiten oder Aufgaben zu erfüllen. Sie sollen im Kontext der Situation korrekt und selbstständig handeln, eigenverantwortlich im Rahmen der Organisation beraten und zeitgleich mehrere Perspektiven einnehmen können, um eine ganzheitliche Analyse der bestehenden Situation durchzuführen. Für alle diese Facetten werden häufig Wissen, Qualifikation und Kompetenz als Synonyme verwendet, die es jedoch differenziert zu betrachten gilt. Relevant sind in diesem Kontext auch die Begriffe und Inhalte von Werten und Zielen. Erst mit der Ausgestaltung aller Begriffe und deren Zusammenspiels ist es für Gesundheitseinrichtung nachhaltig möglich, Mitarbeitende des Qualitäts-, Risikomanagement und Patientensicherheit handlungsfähig weiterzuentwickeln.

Werte stellen die handlungsbestimmende Grundlage von Mitarbeitenden und Gesundheitseinrichtungen dar. Mitarbeitende entscheiden sich aufgrund ihres inneren Antriebs, ihrer Werte, für oder gegen Handlungen, Entscheidungen oder Perspektiven. Auch Gesundheitseinrichtungen müssen sich aktiv mit ihren eigenen Werten auseinandersetzen und diese transparent darstellen. Die Erarbeitung, Entwicklung und Nutzung eines Leitbildes hat in den letzten Jahrzehnten deutlich an Attraktivität verloren. Das Leitbild ist jedoch ein wichtiger Anker für Mitarbeitende die Wertegrundlage der Gesundheitseinrichtung zu verstehen, sich mit diesen Werten identifizieren zu können und sich auch aktiv in die Weiterentwicklung einzubringen (Petzold et al. 2024). Zusätzlich können Patientinnen und Patienten sogenannte weiche Faktoren von Gesundheitseinrichtungen über das Leitbild erfahren und sich bei elektiven Behandlungen breiter informieren. Auch andere Akteure des Gesundheitswesens erlangen neue Informationen, die für die Zusammenarbeit berücksichtigt werden können. Im Kontext der digitalen Transformation sollten auch für den Umgang mit digitalen Technologien und für deren Entwicklung eigene Inhalte definiert werden. Somit können Innovationsfähigkeit dargestellt, Versorgungsperspektiven aufgezeigt und zeitgleich zu neuen Technologien sensibilisiert werden.

Wissen wird bereits als Konstrukt aus verschiedenen Informationen angesehen (Knoblauch 2008, S. 475). Die Verknüpfung neuer mit neuen und/oder bekannten Informationen kann als die Entstehung individuellen Wissens angesehen werden (Baumann 2006, S. 54; Bodendorf 2006, S. 3). Wissen kann in Faktenwissen, praktisches Wissen, implizites und explizites Wissen unterschieden werden (Brendel & Gähde 2016, S. 18). Für das Zusammenwirken von Mitarbeitenden und Gesundheitseinrichtungen existiert ein weitaus kompliziertes Modell (Matusik & Hill 1998, S. 696). Hierbei wird zwischen individuell-privaten, individuell-organisatorischen und organisatorisch-öffentlichen Wissen unterschieden. Gesundheitseinrichtungen sind aufgefordert, diesen drei Wissensdomänen strukturiert zu begegnen und sie anhand der eigenen Ziele weiter auszubauen. Mit der strukturierten Auseinandersetzung von Wissen und dessen kontinuierlichen Anwachsen ist es für eine Gesundheitseinrichtung möglich, die eigenen Prozesse und Ergebnisse zu verbessern (Linderman et al. 2004).

Qualifikationen stellen in der Regel messbare Ergebnisse dar. Meist wird durch ein Zertifikat oder Zeugnis bestätigt, dass Mitarbeitende oder Gesundheitseinrichtungen nachweislich eine Qualifikation erreicht haben. Bei Mitarbeitenden sind es Berufs- oder Studienabschlüsse, Fort- und Weiterbildungen oder spezifische Fachkenntnisse, die für eine definierte und inhaltlich abgrenzbare Tätigkeit erforderlich sind (Betz et al. 1997). Auch Gesundheitseinrichtungen können Qualifikationen erlangen. Dabei handelt es sich um Nachweise, wie die DIN EN ISO 9001, Zertifikate für nachhaltiges und/oder ökologisches Handeln oder die besondere Fokussierung auf die eigenen Mitarbeitenden. Im Allgemeinen dienen diese Nachweise dazu schnell einen Überblick über Mitarbeitende oder Gesundheitseinrichtungen zu erlangen, da die Zertifikatsinhalte transparent einsehbar sind. Als Außenstehender verbindet man mit den Zertifikaten auch unmittelbar Werte, die eine emotionale Assoziation erzeugen.

Kompetenzen stellen Fähigkeiten der Selbstorganisation dar, in denen Werte, Wissen und Qualifikation aufgehen (KODE 2025). Kompetenzen variieren und sind stets kontextbezogen zu betrachten (Siebert et al. 2020). Sie sind erlernbar, um in komplizierten bzw. komplexen Situationen handlungsfähig zu bleiben und diese erfolgreich zu bewältigen. Dabei wird deutlich, dass Kompetenzen auf die Selbstständigkeit und Eigenverantwortlichkeit von Mitarbeitende wirken. Kompetenzen können sich auch durch das gemeinsame Handeln von Mitarbeitenden

2 Werte, Wissen, Qualifikation und Kompetenz

entfalten. Für diesen Punkt existiert eine organisationsbezogene Verantwortung, Mitarbeitende mit entsprechenden Werten, Wissen und Qualifikation zusammenzubringen, um für die eigene Gesundheitseinrichtung kompetent handeln zu können.

Werte, Wissen, Qualifikationen und Kompetenzen sollten zielgerichtet definiert, entwickelt und angewandt werden. Nur so ist es möglich, dass eine Organisation nachhaltig ihre gesetzten Ziele erreichen kann. Ziele sind mit Anforderungen und Erwartungen von anderen Akteuren des Gesundheitswesens verknüpft, sodass nicht ausschließlich der eigene Wunsch der Gesundheitseinrichtung hinter der Zielerreichung steht. In diesem Zusammenhang stellt die Motivation einen wichtigen Faktor. Intrinsische und extrinsische Motivation modifiziert die Möglichkeiten der Zielerreichung. Intrinsische Motivation kann durch extrinsische Motivation überstrahlt werden, was in negativen Fällen zu einem Verfehlen der Zielerreichung führen kann. Gesundheitseinrichtungen betrachten diese Tatsache meist mit Skepsis (Kempny & Breimann 2020, S. 247). Sie spielt jedoch die entscheidende Rolle, um alle Mitarbeitende mit den Zielen der Gesundheitseinrichtungen vertraut zu machen, sie dafür zu begeistern und somit nachhaltig die gesetzten Ziele auch zu erreichen.

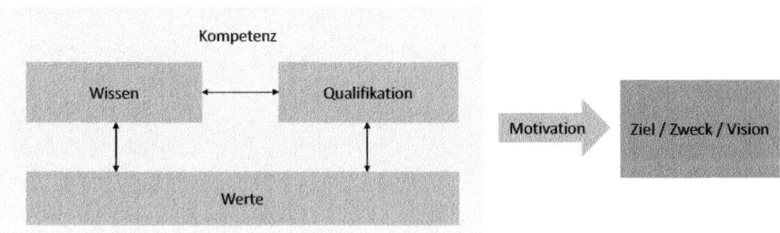

3 Kompetenzprofil für Qualitäts-, Risikomanagements und Patientensicherheit

Mitarbeitende des Qualitäts-, Risikomanagements und der Patientensicherheit haben die Aufgabe, Organisationen hinsichtlich der kontinuierlichen Verbesserung zu unterstützen. Da die digitale Transformation einen Bestandteil der Verbesserung darstellen kann, ist es relevant dafür über entsprechendes Wissen und Kompetenzen zu verfügen. Für diese Tätigkeit stellt ein umfangreiches Verständnis des Gesundheitswesens die Voraussetzung dar (Vogeser et al. 2023). Darauf aufbauend kann der Bedarf an Wissen und Kompetenzen für die erfolgreiche Veränderung und Transformation ermittelt und zusammengestellt werden (Gaidys 2011, S. 20).

Das Kompetenzprofil für Mitarbeitende des Qualitäts-, Risikomanagement und Patientensicherheit ist vielschichtig. Daher werden die Anforderungen an Werte, Wissen, Qualifikation und Kompetenzen in die drei Kompetenzbereiche Persönlichkeits- und Sozialkompetenz, Fach- und Methodenkompetenz sowie Digitale Kompetenz aufgegliedert. Die dargestellten Inhalte sind das Ergebnis einer semi-strukturierten Literaturrecherche (Petzold et al. 2025).

3.1 Persönlichkeits- und Sozialkompetenz

Anforderungen, die an Persönlichkeits- und Sozialkompetenz geknüpft werden können, stellen die Grundlage für eigenverantwortliches, selbstständiges und auch im Team integriertes Arbeiten (Horwitz et al. 2011) dar. Insgesamt umfasst es Anforderungen an 32 an Persönlichkeits- und Sozialkompetenzen. Anforderungen an die Persönlichkeitskompetenz umfassen Antifragilität, Eigeninitiative, Entscheidungsfähigkeit, Flexibilität, Freundlichkeit, Growth Mindset, interkulturelle Kompetenz, Kommunikationsfähigkeit, Kooperationsfähigkeit, Kreativität, Lernfähigkeit und -bereitschaft, Lösungsfähigkeit, Offenheit, Problemlösekompetenz, Reflexionsfähigkeit, Resilienzfähigkeit, Risikobereitschaft, selbständiges Arbeiten, Umgang mit Scheitern sowie die Übernahme von Verantwortung. Zusätzlich existieren drei Anforderungen, die sowohl der Persönlichkeits- als auch der Sozialkompetenz zugeschrieben werden können. Diese Anforderungen sind (Selbst-) Organisationskompetenz, soziales Verhalten und unternehmerisches Handeln. Dem Bereich der Sozialkompetenzen zuordenbar sind Empathie, Interesse gegenüber anderen Individuen und Organisationen, Kundensensibilität, Medienkompetenz, Netzwerkfähigkeit, Team bilden, führen und motivieren, Teamfähigkeit sowie Veränderungsbereitschaft (Petzold et al. 2025).

Ein Großteil der aufgeführten Anforderungen sind selbsterklärend. Darüber hinaus existieren einzelne Anforderungen, auf die genauer eingegangen werden soll. Antifragilität beschreibt die Fähigkeit, aus unsicher Situationen oder Krisen gestärkt hervorzugehen (Adam 2024, S. 8). Flexibilität trägt in sich eine hohe Sensibilität gegenüber anderen Menschen. Sie ist mit einer positiven Grundeinstellung gegenüber Individuen und Organisationen assoziiert (Bachmann & Möller 2021, S. 302). Die Grundhaltung ist entscheidend, um Veränderungen und daran geknüpfte Ziele proaktiv entgegenzustehen. Parallel dazu ist das Growth Mindset das kontinuierliche Streben nach persönlicher Verbesserung. Mithilfe dieser weiteren Grundeinstellung ist kontinuierliche Verbesserung in Gesundheitseinrichtungen zu fördern, da es mit dem eigenen Interesse der Veränderung verbunden ist. Diese persönliche Fähigkeit eines Mitarbeitenden stellt zeitgleich auch die Grundeinstellung für die Gesundheitseinrichtung dar (Santos et al. 2021). Wenn diese Fähigkeit beidseitig verankert ist, kann ein kontinuierlicher Lernprozess regelhaft durchgeführt werden (Han & Stieha 2020, S. 311; Ross et al. 2022). Die interkulturelle Kompetenz umfasst Wissen zu kulturellen Werten und Normen, das Bewusstsein um kulturelle Risiken sowie die Fähigkeit sich diesem Wissen offen gegenüber zu verhalten und sie in die aktuelle Situation einzubinden (Ilkilic 2023). Ein zentraler Aspekt von Anforderungen gegenüber der Persönlichkeitskompetenz stellt die Kommunikationsfähigkeit dar. Sie umfasst verbale und nonverbale Kommunikation, aktives Zuhören, empathisches und soziales Verhalten. Ziele, Konzepte, Zwischenstände, Ergebnisse, etc. müssen kommuniziert werden, Erwartungen und Anforderungen von Beteiligten in Erfahrung gebracht werden und diese an weitere Akteure verlustfrei weitergegeben werden (Spitzberg 2023, S. 3). Kommunikationsfähigkeit kann zu keinem Zeitpunkt als vollumfänglich betrachtet werden, da immer neue Situationen entstehen auf die es einer angemessene (Re-)Aktion bedarf. Kommunikationsfähigkeit kann immer neu gelernt und um bestehendes Wissen erweitert werden. Die Kundensensibilität beinhaltet interne und externe Kunden einer Gesundheitseinrichtung.

Erste Kunden stellen Patientinnen und Patienten, Mitarbeitende und auch die Geschäftsleitung dar. Die Erfassung von Erwartungen und Anforderungen gegenüber dem Erbringer der geforderten Inhalte des Qualitäts-, Risikomanagements und der Patientensicherheit sowie das Vertrauen und Zufriedenheit damit herzustellen erfordert ein sensibles Handeln (Audet & Roy 2016, S. 888; van der Schors et al. 2021; Karlsson et al. 2020). Dieses Vorgehen erfordert auch ein hohes Maß an Resilienz, da schwierige Situationen oder Widerstände auftreffen können. Resilienz umfasst darüber hinaus, die Fähigkeit Krisen oder Rückschläge zu verkraften und daraus gestärkt hervorzugehen. Resiliente Mitarbeitende sind in der Lage sich an Veränderungen schnell anzupassen, konfliktbehaftete Phasen handlungsfähig zu überstehen und daraus einen Gewinn, im Sinne von neuen Handlungsstrategien, zu erzielen (Henninger 2016, S. 162). Resilienz umfasst eine Reihe erlernbarer Maßnahmen, die insbesondere in komplexen Tätigkeitsfeldern, wie dem Gesundheitswesen, durch Schulungsmaßnahmen noch stärker Mitarbeitenden nähergebracht werden sollten (Matusiewicz & Werner 2021).

3.2 Fach- und Methodenkompetenz

Anforderungen an die fachlich-methodische Grundlage des Handelns von Mitarbeitenden des Qualitäts-, Risikomanagements und der Patientensicherheit werden vor allem in der Richtlinie des Gemeinsamen Bundesausschusses zum Qualitätsmanagement abgebildet (Gemeinsamer Bundesausschuss 2024, S. 5 ff.). Insgesamt resultieren daraus 29 Anforderungen an die Fach- und Methodenkompetenz. Anforderungen an die fachliche Kompetenzen umfassen das Wissen um die Terminologie des Qualitäts-, Risikomanagements sowie der Patientensicherheit (Wischet & Enzinger 2009, S. 531), Auditierung (Glenngard & Annell 2021, S. 663), Befragung von interessierten Parteien (Raleigh et al. 2009), Beschwerdemanagement, Critical Incidence Reporting System (CIRS), Dokumentenmanagement, Erstellung von Kennzahlen, Qualitätsindikatoren und Key Performance Indicators (KPI) sowie deren Anwendung, Erstellung von Managementreviews, Fehlermanagement, Grundlagen des Qualitäts- und Risikomanagement (wie bspw. Leitbilderstellung), (klinisches) Risikomanagement (Kahla-Witzsch 2023, S. 15; Kahla-Witzsch et al. 2019), Normen, Prozess- und Changemanagement, Qualitätssicherung, Regularien und Zertifizierungen (Lancaster et al. 2010). Die Anforderungen an die Methodenkompetenz stellen Diagnosefähigkeit, Evidenzbasierte Entscheidungsunterstützung (Shortell et al. 2007; Langell 2021, S. 228), Implementierung von Qualitätsmanagementsystemen, Informationskompetenz – zu wissen, wann ein Bedarf an Informationen besteht die Informationen valide und reliabel zu identifizieren und effektiv für ein vorliegendes Problem zu nutzen – (Wahlen 2022, S. 217), Institutionen des Gesundheitswesen, Kompetenzmanagement, kontinuierliches Verbesserungsmanagement, Missionsbereitschaft, Projektmanagement und -führungsfähigkeit, strukturiertes Vorgehen, Umgang mit agilen Methoden, Wachsamkeit gegenüber Wandel in der Umgebung und Wertschöpfungskette sowie Wissen über agiles Arbeiten (Petzold et al. 2025; Petzold & Steidle 2023, S. 980).

Die Anforderungen der fachlichen Kompetenzen stellen Wissen und Qualifikationen dar, über die bereits eine dichte Informationsbasis existiert (Vogeser et al. 2023; Sens et al. 2018; Walshe 2009, S. 157). Für die Methodenkompetenz existieren zwei zentrale Anforderungen: die Herstellung von Missionsbereitschaft und die Diagnosefähigkeit. Unter Missionsbereitschaft versteht man die Herstellung eines Ziels und den dahin gemeinsam zu beschreitenden Weg. Es muss klar verbalisiert sowie deutlich und wiederkehrend artikuliert werden, sodass alle Mitarbeitenden die Möglichkeit haben sich dieser Mission anzunehmen. Mitarbeitende des Qualitäts-, Risikomanagement und der Patientensicherheit haben in diesem Zusammenhang die Aufgaben, gemeinsam mit Geschäftsleitung, Mitarbeitende und ggf. Kundinnen und Kunden die Mission zu erarbeiten bzw. Strategien zu entwickeln, wie die Teile der Einrichtungsvision in einzelne Missionen ausgestaltet werden können. Die Missionen sollten einzelne digitale Technologien oder damit verbundene Prozesse beinhalten, die spezifisch, messbar, erreichbar, relevant und zeitgebunden sein (SMART; Swann et al. 2022). Mit Hilfe der Diagnosefähigkeit werden strukturelle und prozessuale Defizite gegenüber dem Zielzustand ermittelt und geeignete Maßnahmen zur Behebung adressiert (Tietmeyer et al. 2024). Wissenschaftliche Methoden können in diesem Zusammenhang herangezogen werden, um evidenzbasiert Entscheidungen vorzubereiten und Entscheidungsträgern zu vermitteln (evidenzbasierte Entscheidungsfindung) (Honacker 2023, S. 4). Dabei ist die methodische Angemessenheit für den jeweiligen Evaluationsrahmen zu beachten (Sackett & Rosenberg 1995, S. 333). In vielen Fällen wird die methodische Güte einer Evaluation durch deren Iteration gesteigert. Evaluationsmaßnahmen werden schrittweise um weitere Ziele ergänzt, deren Methodik kritisch hinterfragt, verbessert und somit eine ganzheitliche und valide Betrachtungsweise des Nutzens ermöglicht.

Eine wesentliche Vorgehensweise unserer Zeit liegt im agilen Arbeiten bzw. ist durch agile Methoden abgebildet. Unter Agilität versteht man die Anpassungsfähigkeit einer Person oder Organisation, in einem komplexen und dynamisch wirkenden Umfeld weiterhin effizient zu handeln (Herrmann et al. 2018). Es muss als Selbstverständlich angesehen werden, dass aus dem direkten Umfeld Unsicherheit resultiert, die sich ungeplant auf die jeweilige Situation auswirkt und dem daraus resultierende Konstrukt strukturiert begegnet wird (Adam 2018, S. 3 f.). Dieses Selbstverständnis setzt eine hohe Eigenverantwortung der handelnden Personen voraus, die flexibel in meist kleinen Teams agieren. Diese Teams zeichnen sich durch eine hohe Kundenorientierung aus, bewältigen ihre Arbeitsaufgaben in kleinen Abschnitten und häufigen Iterationen aus. So kann sichergestellt werden, dass die erzielten Ergebnisse tatsächlich den Kundenanforderungen genügen. Zeitgleich ist es möglich, neu entstehende Fragen direkt zu klären, um daraus neue Anforderungen entstehen zu lassen (Fricker et al. 2015). Häufige angewandte Methoden agilen Arbeitens sind SCRUM (Groll & Hommel 2015, S. 81) und Design Thinking (Thienen et al. 2011). Agilität ist stets als ein Kontinuum zu verstehen, das von niedriger bis hoher Agilität reicht, sodass das methodische Vorgehen je nach fachlicher Anforderung variiert werden kann. Gesundheitseinrichtungen sind stets angehalten zu prüfen, wie viel Agilität die eigene Organisation trägt und unterstützt. Dafür ist das Wissen um die eigene Aufbau- und Ablauforganisation relevant (Antony & Sony 2023, S. 492).

3.3 Digitale Kompetenz

Die Inhalte der digitalen Kompetenz stellen zum aktuellen Zeitpunkt eine gesonderte Kategorie dar. Perspektivisch gilt es prüfen, ob und wie eine Integration in persönliche, fachliche oder methodische Kompetenzen zielführend ist (Freisinger et al. 2022).

An die digitale Kompetenz werden zum heutigen Zeitpunkt elf Anforderungen gestellt, die sich in Werten und Wissen widerspiegeln. Dabei handelt es sich um Cyber Security, Digital Collaboration mit Grundbegriffen der digitalen Transformation, Digital Ethics, Digital Learning, Digital Literacy, Digitale Transformation, Gebrauchsfähigkeit für Soft- und Hardwareprodukten, Innovationsbereitschaft, Interoperabilität, Künstliche Intelligenz und Urteilsfähigkeit (Martinez et al. 2022; Longhini et al. 2022; Fonseca & Picoto 2020, S. 64; Jimenez et al. 2020; Foadi & Varghese 2022; Petzold et al. 2025).

Gesundheitseinrichtungen müssen Mitarbeitende in die Lage versetzen, digitale Technologien verstehen und anwenden zu können (Denicolai & Previtali 2023). Die Anwendungen digitaler Technologien soll sicher, effektiv und verantwortungsvoll erfolgen (Steidle et al. 2024). Das Wissen für die Anwendung ist relevant, um Daten schnell und valide aufzufinden, bewerten zu können, damit weiterzuarbeiten und zielgerichtet kommunizieren zu können (Ziadlou 2021, S. 387). Man spricht dabei von Digital Literacy(Brommeyer & Zang 2022). Die Grundbegriffe der digitalen Transformation umfassen eine Vielzahl struktureller und prozessualer Komponenten. Ein möglicher Ausgangspunkt stellt die Architektur dar. Unter Architektur digitaler Systeme oder Technologien versteht man die Gestaltung bzw. Strukturierung von IT-Systemen. Die Architektur umfasst die Integration von Daten, Anwendungen und Diensten, die auch über einzelne Systeme hinweg ausgestaltet werden können. Die Architektur ist wichtig, um damit verbundene Führungs-, Kern- und Unterstützungsprozesse softwareseitig abbilden zu können. Die Daten der Prozesse entspringen unterschiedlichen Datenquellen und sollten interoperabel genutzt werden können. Architektur und Daten bilden Use Cases. Diese Use Cases sind Anwendungsszenarien (Freisinger et al. 2022). Sie weisen eine hohe Ähnlichkeit mit Prozessen im Qualitätsmanagement auf, haben jedoch einen zentralen Unterschied. Während klassische Prozesse den allgemeinen Blick der Organisation auf alle Beteiligte eines Prozesses haben, sind Use Cases stets aus der Nutzerperspektive formuliert. Für den Nutzer werden funktionale und zeitgleich auch nicht-funktionale Anforderungen beschrieben. Funktionale Anforderungen zielen auf den Zweck des Prozesses bzw. auf den Zweck des eingesetzten Softwareproduktes ab und sind spezifisch für den Use Case und das beschriebene Szenario definiert. Nicht funktionale Anforderungen sind bspw. die Zuverlässigkeit, Performance oder Sicherheit des eingesetzten Softwareproduktes (ISO 25019:2023). Anforderungen sind allgemein betrachtet Bedürfnisse und Erwartungen der Nutzer und Kunden, die innerhalb eines Use Cases realisiert werden sollen. Das Wissen um Architektur, Use Cases und deren Anforderungen wird durch Produktmanager strukturiert erfasst und an bspw. Entwickler aufbereitet weitergegeben. Die grundlegende Arbeitsweise hinter diesem Konstrukt basiert auf agilen Methoden, die bereits bei der Methodenkompetenz beschrieben wurde. Die Anwendung der Grundbegriffe ist eng an die Urteilsfähigkeit der Mitarbeitenden geknüpft. Urteilsfähigkeit umschreibt das Können (Fähigkeit), Situationen, darin stattfindende Sachverhalte sowie das darauf einwirkende Umfeld korrekt einzuordnen (Urteil). Da Mitarbeitende im Qualitäts-, Risikomanagement und der Patientensicherheit unterstützen und bei der Entwicklung, Konzeption und Evaluation digitaler Technologien beraten, müssen sie sich zwischen den Professionen semantisch und inhaltlich verständigen können. Daher ist das Wissen um Digital Literacy unverzichtbar für die nachhaltige digitale Transformation von Gesundheitseinrichtungen. Digital Literacy umfasst auch terminologisches Wissen zu Möglichkeiten der Künstlichen Intelligenz. Algorithmen, Möglichkeiten des Deep Learnings, künstliche neuronaler Netze, Machine Learning und Künstliche Intelligenz werden häufig nicht trennscharf diskutiert, was vor allem bei konzeptionellen Diskussionen zu Missverständnissen führen kann (Long & Magerko 2020, S. 12). Alle fünf zählen zur Künstlichen Intelligenz (KI) und bieten die Möglichkeit das Systeme scheinbar intelligent Aufgaben bewältigen (Russel et al. 2023). Bei allen genannten Typen handelt es sich um stochastische Datenanalysen, die unterschiedlich viel oder häufig menschliche Eingriffe benötigen. Dabei folgen Algorithmen Berechnungsvorschriften oder eine Reihe von Regeln und Prozessen, um mit Hilfe strukturierter und gekennzeichneter Daten ein Problem zu lösen. Mithilfe von Möglichkeiten des Deep Learnings können unstrukturierte Daten hinzugezogen werden und die Ermittlung der verschiedenen Datenkategorien erfolgt selbstständig. Künstliche neuronale Netze sind Algorithmen, die kombiniert sind und der Funktionsweise des Gehirns nachempfunden sind. Dabei bestehen künstliche neuronale Netze aus mehreren Schichten. Die Schichten beinhalten Knoten, sogenannte Neuronen, die Informationen aufnehmen, bearbeiten und bis zum Ergebnis weiterreichen. Machine Learning baut darauf auf und ermöglicht es Systemen mithilfe vorhandener Daten scheinbar zu lernen und sich damit zu verbessern, sodass präzisere Ergebnisse vorgeschlagen werden. Künstliche Intelligenz bildet im allgemeinen die Fähigkeit zur Verarbeitung beliebiger Informationen und der scheinbaren Nachahmung menschlicher Intelligenz (Mehta et al. 2019). Diese Definitionen stellen auch für Mitarbeitende des Qualitäts-, Risikomanagements und der Patientensicherheit relevantes Wissen für die digitale Transformation dar.

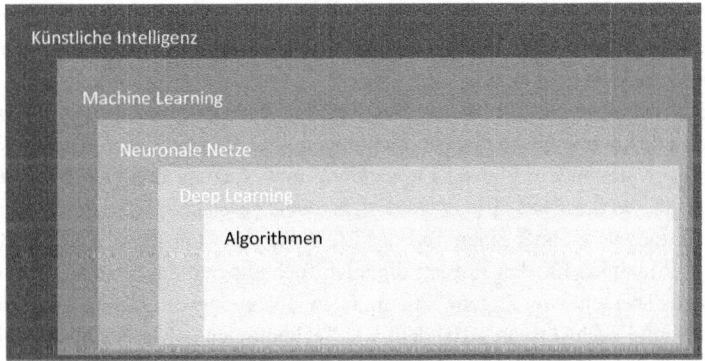

Eine weitere zentrale Differenzierung der digitalen Transformation stellt deren inhaltliche Ausgestaltung dar. Digitale Transformation wird im Englischen in drei Teilbereiche – digitization, digitalization und digital transformation – unterteilt (Verhoef et al. 2021). Digitization umfasst dabei die schlichte Umwandlung analoger Handlungen in digital unterstützte Handlungen. Bei Digitalization werden vorab Strukturen und Prozesse analysiert, Potentiale für die Implementierung digitaler Technologien ermittelt und damit ein neugestalteter Prozess unter Einbindung digitaler Technologien realisiert. Digital Transformation hingegen ist das Erschließen und Schaffen komplett neuer Strukturen und Prozesse durch digitale Technologien. Für Mitarbeitende des Qualitäts-, Risikomanagement und der Patientensicherheit gilt es im Kontext digitaler Innovationen stets zu bewerten, welchem Teilbereich die Veränderung zuzuordnen ist ob es sich tatsächlich um eine Innovation handelt. Digitale Innovationen stellen neue oder signifikant verbesserte Systeme oder Prozesse dar, die durch digitale Technologien erschlossen wurden. Die betrachteten Prozesse sollten bei dieser Bewertung stets hinsichtlich deren organisatorischen, fachlichen und technischen Komponenten analysiert werden.

Ein weiterer Begriff ist die Interoperabilität. Unter Interoperabilität versteht man die Fähigkeit von Systemen, Anwendungen oder einzelner, technischer Komponenten miteinander zu kommunizieren und Daten verlust- und fehlerfrei auszutauschen. Dieser Prozess erfolgt unabhängig von der Systemarchitektur oder der angewandten Technologie. Interoperabilität wird in technische, syntaktische, semantische und organisatorische Bestandteile differenziert (Lehne et al. 2019). Für die Sicherstellung der Interoperabilität existieren eine Reihe von Standards, wie HL7 FHIR, REST oder JSON, eingesetzt werden. Mithilfe einer hohen Interoperabilität können Aufwände und Kosten reduziert und die Versorgungsqualität gesteigert werden. Die Grundlage für interoperabel funktionierende Systeme ist eine hohe Datenqualität, die nur durch präzise und valide Dokumentation sichergestellt werden kann.

Das Handeln mithilfe dieser Begriffe der digitalen Transformation soll für Mitarbeitende und Gesundheitseinrichtungen weiterhin auf einer gleichen Wertegrundlage stattfinden. Für die Entwicklung und Nutzung digitaler Technologien sollte eine wertbasierte Grundlage des Handelns geschaffen werden (AI Act). Digital Ethics bezeichnet einen Teil der Ethik, der sich mit moralischen und ethischen Prinzipien für den Einsatz digitaler Technologien auseinandersetzt. Dabei werden Themen wie Zugang zu digitalen Technologien, Datensicherheit, gerechtes und nachweisbares Handeln von Technologien sowie Nachhaltigkeit von Ergebnissen diskutiert. Der Umgang mit Digital Ethics kann Gesundheitseinrichtungen dabei unterstützen, Vertrauen in und Verantwortungsbewusstsein für digitale Technologien zu stärken (Martins et al. 2021; Deutscher Ethikrat 2023). Gerade im Hinblick auf das Leitbild von Gesundheitseinrichtungen stellt der Umgang mit digitalen Technologien einen wesentlichen Bestandteil dar, der Mitarbeitende im Umgang mit digitalen Technologien begleiten kann sowie Patientinnen und Patienten die Innovationsbereitschaft von Gesundheitseinrichtungen und deren Verantwortungsbewusstsein im Umgang damit transparent offenlegt. Die Innovationsbereitschaft von Gesundheitseinrichtungen ist sehr stark mit der

3.3 Digitale Kompetenz

Innovationskraft aller Mitarbeitenden assoziiert. Alle Mitarbeitende sind enger mit dem Kunden in Kontakt als es in anderen Wirtschaftsbereichen sonst der Fall ist. Somit können die Kundenerwartungen aus unterschiedlichen Perspektiven wahrgenommen werden. An Mitarbeitende des Qualitäts-, Risikomanagements und der Patientensicherheit besteht die Anforderung, diese unterschiedlichen Erwartungen zu einem Gesamtbild zusammenfügen und im Kontext der digitalen Transformation gemeinsam mit den klinisch tätigen Mitarbeitenden die Strukturen und Prozesse für digitale Technologien zu eruieren. Die Innovationsbereitschaft der Gesundheitseinrichtungen beginnt bereits bei den Mitarbeitenden als erste Kunden digitaler Technologien. Diese ersten Kunden müssen die Mission ihrer Einrichtung wahrnehmen und kennen, sodass digitale Technologien auch akzeptiert und zielführend eingesetzt werden.

Im Kontext der digitalen Transformation werden neue Systeme entwickelt und in Prozesse implementiert. Der Übergang von Anwendungen, Schnittstellen, Plattformen und Systemen – was alles als Softwareprodukt subsumiert werden kann – sollte gesteuert von einer Test- hin zur Produktivinstanz erfolgen. Wie auch bei der Implementierung neuer Prozesse kann die Einführung begleitend evaluierend durch Mitarbeitende des Qualitäts-, Risikomanagements und der Patientensicherheit erfolgen. Bei der Einführung von Softwareprodukten wird deren Gebrauchsfähigkeit thematisiert. Gebrauchsfähigkeit ist definiert als das Ausmaß in dem ein Softwareprodukt durch bestimmte Benutzer in einem bestimmten Nutzungskonzept genutzt werden kann, um bestimmte Ziele

- effektiv (wirkungsvoll) – Effektivität, die Genauigkeit und/oder Vollständigkeit, mit der ein Nutzer bestimmte Ziele/Teilziele erreicht,
- effizient (wirtschaftlich) – Effizienz, dass Verhältnis zur Effektivität im eingesetzten Aufwand, mit dem Nutzer die Ziele erreichen und
- zufriedenstellend (keine Beeinträchtigung der Nutzer, positive Einstellung zur Nutzung) – Zufriedenstellung, die Freiheit von Beeinträchtigung und/oder eine positive Einstellung gegenüber der Nutzung des Softwareproduktes

zu erreichen (DIN EN ISO 9241-11 2018). Dabei ist anzuerkennen, dass Gebrauchsfähigkeit aus einer komplexen Reihe von Faktoren resultiert und für Nutzer, unterschiedliche Ziele und Aufgaben sowie unterschiedliche Nutzungskontexte enthalten kann. Dabei handelt es sich um funktionale Themen, wie die Mensch-Maschine-Interaktion, als auch nicht funktionale Themen, wie die Performance oder Sicherheit. Mitarbeitende des Qualitäts-, Risikomanagements und der Patientensicherheit haben hier die Aufgabe, diese unterschiedlichen Sichtweisen der Nutzer zu bündeln und in einen verallgemeinerbaren Blick umzuwandeln. Auch die Arbeitsstättenverordnung greift einzelne Punkte der Mensch-Maschine-Interaktion im Rahmen der Gebrauchsfähigkeit auf (DIN EN ISO 9241-11-330). Neben der Normdefinition existieren noch weitere Hinweise. Die U.S. Food and Drug Administration (FDA) empfiehlt, anstelle von Gebrauchsfähigkeit (Usability) den Begriff „Human Factors Engineering" zu nutzen. Dabei beschreibt die FDA, wie man Nutzer und Nutzerumgebung charakterisiert, was die Schnittstelle zwischen System und Nutzer beinhalten sollte, wie man deren Risiken identifiziert und minimiert sowie man die Gebrauchsfähigkeit planen und testen kann (FDA 2024). Zur Überprüfung der Gebrauchsfähigkeit empfiehlt die Bundesanstalt für Arbeitsschutz und Arbeitsmedizin als Grundlage die DIN EN ISO 9241 Teile 10 und 11 zu nutzen und das ErgoNorm Prüfverfahren (Dzida et al. 2001) durchzuführen. Das Verfahren sieht eine Bewertung durch Nutzer und sogenannte Softwareprüfer vor. Nutzer geben ihre subjektive Bewertung von Effektivität und Effizienz der Softwarenutzung ab, um Hinweise über die Gebrauchsfähigkeit zu geben. Softwareprüfer werden hinzugezogen, um Anforderungen hinsichtlich deren Objektivität und Validität zu bewerten. Dabei sollen nicht ausschließlich Fehler bzw. unvollständig oder implausibel definierte Anforderungen ermittelt werden, sondern auch die kontinuierliche Qualitätsverbesserung des Softwareproduktes betrieben werden. Die FDA empfiehlt, sich nicht ausschließlich auf wenige Personen zu konzentrieren. Die Rekrutierung von Testern sollte ein breites Spektrum umfassen und mindestens die Kriterien Ausbildung, demografische Merkmale wie Alter, Geschlecht, Ethnizität, sprachlicher Hintergrund, Berufserfahrung, technische Erfahrung, Erfahrung mit dem zu testenden Softwareprodukt oder der Technologie, körperliche oder geistige Einschränkungen, Nutzung von Hilfsmitteln, wie bspw. Brillen, Kommunikationsfähigkeit und Führungserfahrung/-kompetenz umfassen. Vor dem Test sollten die Tester eine umfassende Einführung erhalten. Dazu sind Walkthroughs „auf dem Papier", das Lesen des Handbuchs oder das Besprechen von zu testenden Prozessen ausgewählte Möglichkeiten. Während und nach dem Test sollten die Tester die Möglichkeit erhalten, strukturiertes Feedback zu geben. Dies kann während des Testens über Beobachtungen (eventuell mit Tastatur-Augen-Aufzeichnungen), Fragebögen, Interviews und Fokusgruppen erfolgen. Da dieses Vorgehen sehr zeit- und kostenaufwendig ist wird einem Softwareprodukt bis zum Nachweis des Gegenteils immer die korrekte Anforderungsumsetzung und somit die Gebrauchsfähigkeit unterstellt (Falsifikationsansatz). Der größte Kostenblock von Softwareprodukten wird weiterhin unterschätzt. Die Kosten für Softwareprodukte mit hoher Fehleranzahl bzw. implausiblen Inhalten kann die Anschaffungskosten übersteigen. Jede Möglichkeit der Verbesserung der Gebrauchsfähigkeit trägt dazu bei, die Nutzungskosten zu senken. Mitarbeitende des Qualitäts-, Risiko-

3.3 Digitale Kompetenz

managements und der Patientensicherheit sollten sich über die Gebrauchsfähigkeit und deren Nachweismöglichkeiten bewusst sein, diese adaptiert gezielt anwenden und somit einen Beitrag für die Verbesserung der Dokumentationsqualität und Senkung von Nutzungskosten beizutragen (Dzida et al. 2001).

Die Form und die Möglichkeiten der asynchronen Zusammenarbeit zwischen Einzelpersonen und Gruppen im Rahmen der digitalen Transformation wird unter dem Schirm der Digital Collaboration zusammengefasst (Männistö et al. 2020). Dabei kommen orts- und zeitunabhängige Plattformen und Dienste zum Einsatz, die trotz asynchroner Nutzung eine Zusammenarbeit in Echtzeit gewährleisten (Tudor et al. 2019). Für Mitarbeitende des Qualitäts-, Risikomanagement und der Patientensicherheit können Prozesse visualisiert, durch unterschiedliche Interessengruppen zeitgleich modifiziert und der Informationsaustausch damit vereinfacht werden. Grundlage dieses Handelns stellt das Wissen um Projektmanagement dar, welches bei den methodischen Kompetenzen eingebettet ist. Eng verknüpft mit der digitalen Kollaboration ist das Digital Learning (Männistö et al. 2020). Lernumgebungen weisen häufig kollaborative Elemente auf. Mitarbeitende des Qualitäts-, Risikomanagements und der Patientensicherheit benötigen Wissen zu den Möglichkeiten von Plattformen und Diensten, um Weiterentwicklung durch Zusammenarbeit sowie Lerninhalte zielgruppenspezifisch und attraktiv aufzubauen. Somit kann die Zufriedenheit der Beteiligten gesteigert und, bei Lernplattformen, der Nutzen gesteigert werden. Diese Hilfsmittel stellen einen Bestandteil des digitalen Arbeitsplatzes und somit der Standardsoftware von Mitarbeitenden des Qualitäts-, Risikomanagement und der Patientensicherheit dar.

Neben diesen Begriffen und Konzepten der digitalen Transformation existieren noch weitere, wie Blockchain, digitale Identität, digitaler Zwilling oder auch Industrie 4.0, Internet of Things (IoT), Data Analytics und Argumented Reality, die bereits teilweise im Gesundheitswesen angewendet werden. Blockchain gewährleistet, als eine Form dezentralisierter Datenbanken, Transparenz und Sicherheit von Daten. Die Daten bleiben dabei unveränderlich. Diese Technologie kommt bspw. in Westafrika zum Einsatz, um Medikamentenlieferungen nachzuverfolgen (Scheuer 2024, S. 733).

Die Betrachtung der Sicherheit von Gesundheitseinrichtungen wird in der digitalen Transformation um die Inhalte der Cyber Sicherheit ergänzt (Wright 2023, S. 82). Die Modelle des Arbeits- und Organisationsschutzes werden um mehrschichtige Sicherheitsarchitektur, Zero-Trust-Sicherheitsmodelle und Compliance Anforderungen im Rahmen des sogenannten IT Grundschutzes ergänzt (BSI 2023). Ein Information Security Management System dient dabei der Aufstellung von Verfahren und Regeln innerhalb einer Gesundheitseinrichtung, um die

Informationssicherheit zu überwachen und stärken. Mitarbeitende von Gesundheitseinrichtungen sollten hinsichtlich neuer Risiken, Angriffsmöglichkeiten und deren Auswirkungen sensibilisiert werden, da für die Gesundheitseinrichtung flächendeckende Folgen resultieren können. Mitarbeitende des Qualitäts-, Risikomanagements und der Patientensicherheit bilden über Risikomeldungen auf Ebene von Patientinnen und Patienten sowie der Gesundheitseinrichtung Risiken und Gefährdungspotentiale ab, die als organisatorische Risiken mit zu berücksichtigen sind, um Schaden von Gesundheitseinrichtungen abzuwenden. Zeitgleich sind sie stetiger Multiplikator von Sensibilisierungsmaßnahmen im Umgang mit digitalen Risiken.

Umgang des Kompetenzprofils in Gesundheitseinrichtungen

4

Das Kompetenzprofil der Mitarbeitenden des Qualitäts-, Risikomanagements und der Patientensicherheit weist auch ohne digitale Kompetenzen ein sehr breites Spektrum auf. Die fachlichen Anforderungen sind sehr umfangreich. Die trivial wirkenden Anforderungen an methodische Kompetenzen, wie das Wissen um Institutionen und Organisationen der Gesundheitsversorgung, erfordert detailliertes Wissen zu Werten anderer Gesundheitseinrichtungen. Die Anforderungen an Persönlichkeits- und Sozialkompetenz beinhaltet auch die Fähigkeit sich in die Rolle und Situation anderer Personen und Organisationen hinzuversetzen, deren Werte anzunehmen und daraus Handlungsszenarien abzuleiten. Dieses Zusammenwirken aus Persönlichkeit, sozialem Verhalten, Fach- und Methodenwissen erzeugt das kompetente Handeln und Ausgestalten der Rolle als Mitarbeitende im Qualitäts-, Risikomanagement und der Patientensicherheit.

Potentiale für Qualitäts-, Risikomanagement und Patientensicherheit

5

Die Anforderungen zur digitalen Kompetenz erweitern das Kompetenzprofil von Mitarbeitenden im Qualitäts-, Risikomanagement und der Patientensicherheit. Daraus ergeben sich Potentiale für die tägliche Arbeit:

- Das Leitbild ist eine Abbildung der Werte einer Gesundheitseinrichtung. Durch die Einbindung von Werten zur digitalen Transformation wird interessierten Personen einen Überblick zu den Zielen und Entwicklungsmöglichkeiten einer Gesundheitseinrichtung vermittelt. Zeitgleich werden die bestehenden Werte vor dem Hintergrund der digitalen Transformation neu bewertet, aktualisiert und dienen der Festigung des Handelns. Mitarbeitende haben so die Möglichkeit sich nicht ausschließlich auf eine Stelle zu bewerben, sondern vielmehr auf die Werte der Organisation und deren Potential für die digitale Transformation.
- Das Prinzip des Dokumentenmanagements kann neu gedacht werden. Bislang werden (digitale) Dokumente erstellt, geprüft und freigegeben. Dieses Konstrukt folgt der Freigabe von Papier. Mit der Berücksichtigung digitaler Dienste kann dieses Vorgehen verschlankt und auf das notwendige reduziert werden. Die Lenkung sollte Wissen von definierten Entitäten umfassen. Diese Entitäten müssen kein Dokument sein, wie wir es aus der Papierzeit gewohnt sind. Zerlegt man Wissen in Entitäten, ergeben sich Entitäten bekannten und neuen Wissens. Bekanntes Wissen kann durch Abgleich auf andere Entitäten durch Künstliche Intelligenz verifiziert werden und selbst Teile neuen Wissens kann durch den Abgleich auf mitgeltende Unterlagen durch eben diese Lösungen kritisch geprüft werden. Offen und damit händisch zu prüfende Inhalte sind damit nur ein geringer Bruchteil, was die Arbeitslast aller Beteiligter bei der Dokumentenlenkung deutlich reduzieren würde.

- Das Auditwesen könnte mithilfe digitaler Technologien reorganisiert werden. Jahrespläne und deren Inhalte sowie die Überwachung der Vollständigkeit der Norminhalte werden automatisiert erstellt und allen Beteiligten bereitgestellt. Damit kann der Servicegedanke des Audits, eine Selbst- und Fremdüberprüfung unter Berücksichtigung konsentierter Ziele zur kontinuierlichen Verbesserung, innerhalb der gesamten Gesundheitseinrichtung gleichförmig umgesetzt werden. Da das Audit vom persönlichen Austausch der Teilnehmenden lebt und alle Beteiligte davon profitieren wäre es zum aktuellen Zeitpunkt nur schwer zu transportieren selbst die Auditgespräche durch Künstliche Intelligenz führen zu lassen.
- Das Wissen und die korrekte Erhebung von Use Cases im Prozessmanagement bietet eine Reihe positiver Effekte. Die Beschreibung der Anforderung aus Nutzerperspektive und die Erfassung dessen Erwartungen an den Prozess erlaubt es, Schnittstellen zwischen den Beteiligten sowie den eingesetzten Systemen im Rahmen der Konzeption zu erfassen. Somit können kritische Erfolgsfaktoren frühzeitig erhoben und geeignete Maßnahmen durchgeführt werden. Zusätzlich können durch die Erwartungserhebung auch weitere und dabei relevante Kennzahlen ermittelt werden. Diese Kennzahlen können für das Auslösen von Befragungen, zur Bewertung der Prozessqualität und der Konformität handelnder Personen herangezogen werden.
- Die Bewertung der Gebrauchsfähigkeit und Interoperabilität können die entscheidenden Größen darstellen, um die Last der Dokumentation zu reduzieren. Die Erfassung relevanter Daten am Entstehens(zeit)punkt sowie deren Bereitstellung an weitere Systeme erhöht die Datenvalidität. Gleichzeitig können Datenanalysen, wie Kennzahlen, datensparsam Ergebnisse ermittelt. Mithilfe der Ermittlung der Gebrauchsfähigkeit können fehlerhafte oder implausible Anforderungen, redundante Datenerfassungen, nicht performante Systeme oder einschränke Oberflächengestaltungen ermittelt werden. Daraus kann eine vereinfachte Form der Datenerfassung werden. Zusätzlich können auch andere Erhebungsarten von Daten aufgegriffen werden, die eine Reduktion händischer Dokumentationsfähigkeit mit sich bringen.
- Kennzahlen, Risiken und kritische Ereignisse können in Echtzeit überwacht, bewertet und dem Nutzer eine entsprechende Rückmeldung gegeben werden. Dies trägt dazu bei, die Qualität von Gesundheitseinrichtungen zu erhöhen, Frühwarnindikatoren von Risiken beim Auftreten zu ermitteln und Patientensicherheitsindikatoren flächendeckend und on demand zu berücksichtigen. Voraussetzung dafür ist das Vorhandensein valider und interoperabel verfügbarer Daten.

- Die Erweiterung der Risikobetrachtung um die Inhalte des Information Security Management Systems erlaubt es Risiken von Gesundheitseinrichtungen detaillierter zu betrachten, und somit weitere Maßnahmen zur Reduzierung und Lösung von Risiken abzuleiten. Für Patientinnen und Patienten können daraus ebenfalls individuelle Maßnahmen abgeleitet werden, die auf die Versorgungssituation zugeschnitten sind.
- Lern- und Schulungstätigkeiten werden noch stärker an die Bedürfnisse von Nutzern orientiert. Zeitlich-organisatorisch können Lerninhalte jederzeit mit gleicher Qualität zu Verfügung stehen. Die Funktionen der Erfolgskontrolle von Lerninhalten für Nutzer bietet ebenfalls neue Möglichkeiten, da Bewegungen und Wissen bei der Durchführung von Lerninhalten bewertet werden kann. Darüber hinaus stellen Lernplattformen attraktive Oberflächen zu Verfügung, die das Lernen an gewohnte Bedienoberflächen anpassen.

Darüber hinaus existieren noch weitere Möglichkeiten. Die aufgeführten Potentiale bieten auch Risiken, da die etablierte Zusammenarbeit zwischen Qualitäts-, Risikomanagement und Patientensicherheit mit am Versicherten oder Patienten tätigen Mitarbeitenden verändert wird. Die Möglichkeiten der digitalen Transformation sollten genutzt werden, um von Grund auf das eigene Handeln kritisch zu hinterfragen und sich stärker am Kunden auszurichten. Diese Kunden sind Patientinnen und Patienten sowie Mitarbeitende. Durch digitale Technologien könnte ein grundlegender Systemwechsel in den Instrumenten des Qualitäts-, Risikomanagement und der Patientensicherheit vollzogen werden, die deren Akzeptanz weiter erhöht und die Messung des Nutzes erlaubt.

5.1 Kompetenzmanagement aktiv ausgestalten

Mit dem Kompetenzprofil digitale Transformation für Mitarbeitende des Qualitäts-, Risikomanagements und der Patientensicherheit sind Gesundheitseinrichtungen aufgefordert zu prüfen, welche Kompetenzen bereits vorhanden (Reixach et al. 2022), welche relevant und wie diese umgesetzt werden sollen. Anschließend sollte die Form der Abdeckung relevanter Kompetenzen durch die Geschäftsleitung und die handelnden Personen diskutiert werden. Der Zweck der Organisation, dessen Größe und Unternehmensform sowie die Kernprozesse sind heranzuziehen, um die Relevanz und damit auch den Umfang erforderlicher Kompetenzen zu ermitteln. Mit dem Wachstum einer Organisation und einer stattfindenden Transformation – dem Erschließen neuer Kernprozesse – kann eine erneute Überprüfung erforderlich sein. Der Grad der Kompetenzabdeckung kann von internen und externen Personal geleistet werden. Insbesondere Wissen, dass sehr hoch qualifiziertes Personal erfordert, welches nicht stetig tätig werden muss, kann durch externe Unterstützung abgedeckt werden. Die dargestellten Anforderungen an Werte, Wissen, Qualifikation und Kompetenz bilden ein umfangreiches Portfolio ab. Die Anforderungen können somit nicht bei einer Person liegen, sondern vielmehr auf mehrere Personen verteilt werden.

Mitarbeitende des Qualitäts-, Risikomanagements und der Patientensicherheit sollten das Kompetenzmanagement für eine Gesundheitseinrichtung aus organisatorischer Perspektive unterstützend wahrnehmen und erforderliches Wissen und Kompetenzen an der jeweiligen Stelle moderieren und damit gezielt unterstützen. Durch das Wissen um die Prozesse einer Gesundheitseinrichtung besteht bereits ein breiter und tiefer Einblick, der es erlaubt unterstützend darauf hinzuwirken welches Wissen hilfreich sein kann. Fachliche Kompetenzen der jeweiligen Kernprozesse, wie Kliniken, Fachabteilungen oder Stationen sollten weiterhin durch die fachlich Verantwortlichen überblickt, bewertet und besetzt werden.

Mit dem Überblick zu Wissen, Qualifikationen und Kompetenzen einer Gesundheitseinrichtung aus Perspektive des Qualitäts-, Risikomanagements und der Patientensicherheit ist deren Überwachung eine hilfreiche Informationsgrundlage, um gegenüber rechtlichen, organisatorischen und transformativen Veränderungen frühzeitig informieren zu können und eine Steuerung vorzunehmen. Ein Überblick über vorhandene personelle Ressourcen und deren Wissen, Qualifikation und Kompetenzen, wie es im ärztliche und pflegerischen Bereich regelhaft erfolgt, verdeutlicht und unterstützt eine Gesundheitseinrichtung operativ und strategisch deren Kompetenzmanagement wahrzunehmen und für die Unternehmensführung unterstützend hinzuziehen.

Auch anderen Berufsgruppen analysieren aktiv deren Kompetenzprofil und die Auswirkungen der digitalen Transformation auf die eigenen Tätigkeiten (Ilskens et al. 2023; Lehmann et al. 2021; Hall et al. 2015; Mergel 2020, S. 36). Die hier dargestellten Ergebnisse sind vergleichbar mit den Ergebnissen aus der Literatur zu anderen Berufsgruppen. Bei keiner der Berufsgruppen wird eine Reduktion von Anforderungen erwartet. Generell findet eine Wissenserweiterung statt. Die Anforderungen an die Personen steigen an. Ein Wissen um die Grundbegriffe der digitalen Transformation wird von allen Mitarbeitenden erwartet. Zusätzlich findet in den Berufsgruppen auch eine Spezialisierung statt, um Fach- und Methodenkompetenz um digitale Kompetenzen anzureichern. Insbesondere die Vernetzung bestehenden Wissens untereinander sowie mit neuem Wissen aus Bereich der digitalen Kompetenzen wird verstärkt. Das Wissen um die Grundbegriffe der digitalen Transformation bei allen Berufsgruppen stellt eine Voraussetzung dar, um interprofessionell zusammenzuarbeiten und damit gemeinschaftlich die digitale Transformation zu fördern (van Kampen 2023, S. 267). Gesundheitseinrichtungen können davon profitieren gezielt Wissen zur digitalen Transformation aufzubauen und gezielt einzusetzen.

5.2 Wie weiter?

Die dargestellten Anforderungen an Werte, Wissen, Qualifikation und Kompetenzen aus der Perspektive des Qualitäts-, Risikomanagements und der Patientensicherheit stellen eine Momentaufnahme dar, die aus einer narrativem Literaturrecherche resultieren. Somit besteht die Möglichkeit, dass noch weitere Anforderungen zur Förderung digitaler Transformation in Gesundheitseinrichtungen bestehen. Der Umfang des Kompetenzprofils digitale Transformation und dessen Nutzen sollte durch die Gesundheitseinrichtungen selbst geprüft und kritisch evaluiert werden. Zusätzlich könnten die deutschsprachigen Fachgesellschaften für Qualitäts- und Risikomanagement sowie das Aktionsbündnis Patientensicherheit die Inhalte prüfen oder deren Mitglieder hinsichtlich deren Relevanz, Anwendungshäufigkeit und Vollständigkeit erfragen. Die Identifikation weiterer Anforderungen und deren Zuordnung zum jeweiligen Kompetenzbereich sollte inhaltlich geprüft werden, da mit der digitalen Transformation auch Anforderungen an die Methodenkompetenz gestellt werden. Häufig werden agile Arbeitsmethoden mit der digitalen Transformation assoziiert. Dennoch ist agile Arbeit eine methodische Kompetenz, die auch ohne Berücksichtigung digitaler Technologien angewendet werden können.

Die Nutzung von Kompetenzprofilen über Berufsgruppen hinweg bietet die Möglichkeit, den Austausch zu unterschiedlich fachlich eingefärbten und dennoch gleichlautenden Wissen herzustellen. Mithilfe der Bewertung gleichlautenden Wissens unter verschiedenen fachlichen Perspektiven kann eine Weiterentwicklung von Wissen ermöglicht werden.

6 Exkurs: Kompetenzen digitaler Transformation zur Reduktion von Bürokratie

In der Diskussion um die Förderung der digitalen Transformation wird auch deren Beitrag für die Reduzierung der Bürokratie aufgegriffen. Nach Max Weber ist Bürokratie, die „Chance, für einen Befehl bestimmten Inhalts, bei [konkret benannten] Personen Gehorsam zu finden." (Weber 1976, S. 124) Bürokratie ist und soll die effizienteste Form der Verwaltung darstellen (Frommann 2014, S. 14). Dennoch existiert auch deren Steigerung, die als Bürokratisierung bezeichnet und in drei Formen unterteilt wird:

- zu viel Staat als Ordnungspolitik,
- zu viele bürokratische Verfahren und
- zu viele Regulierung als Eingriffe des Staats durch Vorschriften, Standards, Verfahren, etc.

Ein Übermaß an Bürokratie steigert in wettbewerbsorientierten Märkten die Kosten (Hoffman 2019, S. 2018). Insbesondere bei Gesundheitsleistungen wird dieser Effekt besonders deutlich, da der Großteil der Leistung durch Personal erbracht wird (Gunderman & Lynch 2018, S. 1805). Der Zweck und Nutzen bürokratischen Verfahren muss allen Beteiligten verdeutlicht werden, da mit einer übermäßigen Bürokratie negative, meist mentale Folgen für die Beteiligten nachweisbar sind. Gerade bei der Dokumentation, deren Durchführung als deutlichste Form bürokratischen Handelns wahrgenommen wird, braucht es evidenzgeleitete Ansätze, um deren Reduzierung innerhalb von Gesundheitseinrichtungen zu bewirken (Petzold et al. 2014; Eberlein-Gonska et al. 2013; Jacobi et al. 2017).

Die Reduzierung der Bürokratie könnte quantitativ über eine Rückführung des Bestandes an Regulierungen oder qualitativ über eine Zusammenführung und Verbesserung von Rechtsnormen erfolgen. Grundsätzlich hat der Staat oder in föderalen Systemen das Land die Aufgabe, sich aus der Regulierung zurückzuziehen. Dazu ist eine Zielvorstellung erforderlich, die den anzustrebenden Umfang an Regulierung umfasst. In Deutschland existieren eine Reihe von Initiativen, die auf die Reduzierung von Bürokratie abzielen. Es existieren der Normenkontrollrat als unabhängiges Beratungs- und Kontrollgremium, das Programm „Bürokratieabbau und bessere Rechtsetzung" sowie die Minderung staatlicher Eingriffe durch die Deregulierung, Prozessoptimierung, Reorganisation von Behördengliederungen und die Senkung staatlicher Aufgaben. Ein übergreifendes und konkret benanntes Ziel ist nicht bekannt.

Digitale Technologien können dabei unterstützen, Tätigkeiten, die aus staatlichen oder föderalen Aufgaben für Gesundheitseinrichtungen resultieren, wahrzunehmen und zweckbestimmend zu erfüllen (Mergel et al. 2018). Das Vorhalten von Wissen, Qualifikation und Kompetenzen der digitalen Transformation sind damit eine grundlegende Voraussetzung von Gesundheitseinrichtungen, um staatliche und föderale Bemühungen zu Reduzierung der Bürokratie anzunehmen. Zeitgleich erfordert es Wissen und Kompetenzen der digitalen Transformation auch vonseiten des Staates und des Landes sowie das Wissen um darin befindliche Organisationen, wie Gesundheitseinrichtungen, und deren strukturellen und prozessualen Voraussetzungen für digitale Transformation und Entbürokratisierung.

Fazit 7

Im komplex aufgebauten und wirkenden Gesundheitswesen ist das Wissen um erforderliche Kompetenzen von hoher Relevanz, um eine qualitativ hochwertige Gesundheitsversorgung unter effizienter Ressourcennutzung sowie die Zukunftsfähigkeit des Gesundheitswesens sicherzustellen. Die wesentliche Kompetenz aller Berufsgruppen des Gesundheitswesen stellt die Kommunikation dar. Für eine nachhaltige und zielführende Kommunikation ist eine gemeinsame Sprache und Terminologie entscheidend. Das Kompetenzprofil digitale Transformation aus der Perspektive des Qualitäts-, Risikomanagements und der Patientensicherheit bietet einen Überblick zu den relevanten Inhalten. Die Weiterentwicklung des Gesundheitswesens und das Fortschreiten der digitalen Transformation wird zeigen, an welchen Stellen weitere Anforderungen an Werte, Wissen, Qualifikation und Kompetenz bestehen und wie diese eingesetzt werden.

Was Sie aus diesem *essential* mitnehmen können

- Das Kompetenzprofil für Mitarbeitende des Qualitäts-, Risikomanagements und der Patientensicherheit umfasst Werte, Wissen, Qualifikationen und Kompetenzen, die sich in Persönlichkeits- und Sozialkompetenz, Fach- und Methodenkompetenz sowie digitale Kompetenz gliedern.
- Digitale Kompetenzen erweitern Anforderungen an die Methodenkompetenz und unterstützen die Tätigkeitsinhalte wahrzunehmen.
- Digitale Kompetenzen werden von allen Berufsgruppen benötigt. Der Austausch mit gleichem Wissensstand fördert die interprofessionelle Kommunikation und sichert den Kommunikationserfolg.
- Gesundheitseinrichtungen sollte prüfen, welche Kompetenzen sie für die Wahrnehmung ihrer Tätigkeiten benötigen und in welchem Umfang diese selbst zu erbringen sind.

Literatur

Adam PA. System(at)isch agil. Wie agile Prozesse in ein Managementsystem nach ISO 9001:2015 integriert werden können. Hannover: Hochschule Hannover, 2018 (Management; Nr. 1)

Adam PA. Erfolgreich mit Integriertem Risiko- und Chancenmanagement. Normkapitel 6.1 gestalten. Hochschule Hannover, 2024 (Management; Nr. 11)

Antony, J & Sony, M 2023, An Empirical Study Into Qualifications and Skills of Quality Management Practitioners in Contemporary Organizations: Results From a Global Survey and Agenda for Future Research, IEEE Transactions on Engineering Management, vol. 70, no. 2, pp. 478-494.

Audet, M. and Roy, M. (2016), „Using strategic communities to foster inter-organizational collaboration", Journal of Organizational Change Management, Vol. 29 No. 6, pp. 878–888

Bachmann, T., Möller, H. Psychologische Sicherheit als Voraussetzung für Innovativität und Flexibilität in Teams und Organisationen. Organisationsberat Superv Coach 28, 299–302 (2021).

Baumann, P. (2006). Was ist Wissen?. In: Erkenntnistheorie. J.B. Metzler, Stuttgart. S. 27–86.

Betzl, K., Hase, B., Moll, K. (1997). Information und Qualifikation als Voraussetzung für ein mitarbeiterorientiertes, umfassendes Qualitätsmanagement. In: Hirsch-Kreinsen, H. (eds) Organisation und Mitarbeiter im TQM. Qualitätsmanagement. Springer, Berlin, Heidelberg.

Bodendorf (2006). Daten und Wissen. In: Daten- und Wissensmanagement. Springer-Lehrbuch. Springer, Berlin, Heidelberg. S. 1–5.

Brendel, E., Gähde, U. (2016). Was ist Wissen?. In: Buchmüller, W., Jakobeit, C. (eds) Erkenntnis, Wissenschaft und Gesellschaft. Springer, Berlin, Heidelberg. S. 9–23

Brommeyer M, Liang Z. A Systematic Approach in Developing Management Workforce Readiness for Digital Health Transformation in Healthcare. International Journal of Environmental Research and Public Health. 2022; 19(21):13843.

Bundesamt für Sicherheit in der Informationstechnik. IT-Grundschutz-Kompendium. 2023. Abgerufen von https://www.bsi.bund.de/DE/Themen/Unternehmen-und-Organisationen/

Standards-und-Zertifizierung/IT-Grundschutz/IT-Grundschutz-Kompendium/it-grundschutz-kompendium_node.html Abgerufen am 10.03.2025

Caumanns J. Zur Diskussion: Stand der Digitalisierung im deutschen Gesundheitswesen. Z. Evid. Fortbild. Qual. Gesundh. wesen (ZEFQ) 143 (2019) 22–29.

Denicolai S, Previtali P. Innovation strategy and digital transformation execution in healthcare: The role of the general manager, Technovation, Volume 121, 2023, 102555.

Deutscher Ethikrat. Mensch und Maschine – Herausforderungen durch Künstliche Intelligenz. Berlin. 2023.195–218.

DIN EN ISO 9241-11. Ergonomie der Mensch-System-Interaktion – Teil 11: Gebrauchstauglichkeit: Begriffe und Konzepte (ISO 9241-11:2018); Deutsche Fassung EN ISO 9241-11:2018. Ausgabe 2018-11.

Dzida, W.; Hofmann, B.; Freitag, R.; Redtenbacher, W.; Baggen, R.; Geis,T.; Beimel, J.; Zurheiden, C.; Hampe-Neteler, W.; Hartwig, R.; Peters, H.:Gebrauchstauglichkeit von Software Ergo Norm. Ein Verfahren zur Konformitätsprüfung von Software auf der Grundlage von DIN EN ISO 9241 Teile 10 und 11; 1. Auflage. Bremerhaven: Wirtschaftsverlag NW Verlag für neue Wissenschaft GmbH 2001. (Schriftenreihe der BAUA: Forschungsbericht, Fb 921)

Eberlein-Gonska M, Petzold T, Helaß G, Albrecht DM, Schmitt J. The incidence and determinants of decubitus ulcers in hospital care: an analysis of routine quality management data at a university hospital. Dtsch Arztebl Int. 2013 Aug;110(33-34):550–6.

Eberlein-Gonska, M. Was ist an Qualitätsmanagement evidenzbasiert?. Bundesgesundheitsbl. 54, 148–153 (2011).

Fonseca P, Picoto WN. The competencies needed for digital transformation. Online Journal of Applied Knowledge Management. 8(2): 2020, 53-70

Food and Drug Administration (FDA). Applying Human Factors and Usability Engineering to Medical Devices. 5630 Fishers Lane, Rm 1061. Rockville, MD 20852. Abger. von https://www.fda.gov/media/80481/download

Freisinger G, Jöbstl O, Kögler B, Lipp J, Strohrmann M. Die digitale Transformation des Qualitätsmanagements. Potenziale nutzen, Strategien entwickeln, Qualität optimieren. 2022. Hanser. S. 382–396

Frommann D. Das deutsche Gesundheitssystem: Reformen und die steigende Bürokratie im deutschen Gesundheitswesen. 2014. Diplomica Verlag. S. 14–21

Fricker, S., Grau, R., & Zwingli, A. (2015). Requirements Engineering: Best Practice. In: Fricker, S., Thümmler, C., Gavras, A. (Hrsg.) Requirements Engineering for Digital Health. Springer Cham

Matusiewicz, D., Werner, J. (Hrsg.), 2021. Future Skills in Medizin und Gesundheit

Gaidys U. Qualität braucht Kompetenz und Verantwortung. Pflege 2011; 24(1):15–20.

Gemeinsamer Bundesausschuss. Richtlinie des Gemeinsamen Bundesausschusses über grundsätzliche Anforderungen an ein einrichtungsinternes Qualitätsmanagement für Vertragsärztinnen und Vertragsärzte, Vertragspsychotherapeutinnen und Vertragspsychotherapeuten, medizinische Versorgungszentren, Vertragszahnärztinnen und und Vertragszahnärzte sowie zugelassene Krankenhäuser – QM-RL vom 20.04.2024.

Geoffrey S. Ginsburg and Kathryn A. Phillips. Precision Medicine: From Science To Value. Health Affairs 2018 37:5, 694–701

Geronimo Jimenez, Pier Spinazze, David Matchar, Gerald Koh Choon Huat, Rianne M.J.J. van der Kleij, Niels H. Chavannes, Josip Car. Digital health competencies for primary healthcare professionals: A scoping review, International Journal of Medical Informatics (143)2020, 104260.

Glenngård, A.H., Anell, A. The impact of audit and feedback to support change behaviour in healthcare organisations – a cross-sectional qualitative study of primary care centre managers. BMC Health Serv Res 21, 663 (2021).

Goll, J., Hommel, D. (2015). Das agile Rahmenwerk Scrum. In: Mit Scrum zum gewünschten System. Springer Vieweg, Wiesbaden. S. 81–115

Gunderman RB & Lynch JW. How Bureaucracy can foster Burnout. Journal oft he American College of Radiology, 15(12): 1803–1805.

Hall A, Maier T, Helmrich R, Zika G. IT-Berufe und IT-Kompetenzen in der Industrie 4.0. Bundesinstitut für Berufsbildung. Bonn.

Han, S. J., & Stieha, V. (2020). Growth Mindset for Human Resource Development: A Scoping Review of the Literature with Recommended Interventions. Human Resource Development Review, 19(3), 309–331.

Henninger, M. (2016). Resilienz. In: Frey, D. (eds) Psychologie der Werte. Springer, Berlin, Heidelberg. S. 157–165

Herrmann M, Boehme P, Mondritzki T, Ehlers JP, Kavadias S, Truebel H. Digital Transformation and Disruption of the Health Care Sector: Internet-Based Observational Study. J Med Internet Res 2018;20(3):e104

Hoffman AK. Health Care's Market Bureaucracy. UCLA Law Review. 1926(2019): 1930–2022.

Honnacker, A. (2023). Beyond evidence: experimental policy-making in uncertain times. Inquiry, 1–19.

Horwitz SK, Horwitz IB, Barshes NR. Addressing dysfunctional relations among healthcare teams: improving team cooperation through applied organizational theories. Adv Health Care Manag. 2011;10:173-97.

Ilkilic, I. (2023). Interkulturalität und Interkulturelle Kompetenz in der Gesundheitsversorgung. In: Baumeister, A., Schwegler, C., Woopen, C. (eds) Facetten von Gesundheitskompetenz in einer Gesellschaft der Vielfalt. Schriften zu Gesundheit und Gesellschaft – Studies on Health and Society, vol 6. Springer, Berlin, Heidelberg.

Ilskens K, Behler A, Palmdorf S. Digitale Kompetenz entwickeln. Projekt Digital Future Skills in Nursing. Die Schwester, der Pfleger. 01/23: 68–71.

ISO/IEC 25019:2023. Systems and software engineering – Systems and software Quality Requirements and Evaluation (SQuaRE) – Quality-in-use model. Edition 1, 2023

Jacobi L, Petzold T, Hanel A, Albrecht M, Eberlein-Gonska M, Schmitt J. Epidemiologie und Vorhersage des Sturzrisikos von Patienten in der akutstationären Versorgung: Analyse von Routinedaten eines Universitätsklinikums. Z Evid Fortbild Qual Gesundhwes. 2017 Feb;120:9–15

Jankelová N, Joniaková Z, Romanová A. The need for management education of healthcare management employees. Int J Health Plann Mgmt. 2022; 37(1): 301-317.

Jansky, B., Machleid, F. & Wild, V. Mobile Gesundheitstechnologien, soziale Gerechtigkeit und populationsbezogene Vulnerabilitäten. Bundesgesundheitsbl 66, 168–175 (2023).

John T. Langell (2021) Evidence-based medicine: A data-driven approach to lean healthcare operations, International Journal of Healthcare Management, 14:1, 226-229

Kahla-Witzsch HA, Jorzig A, Brühwiler B. Das sichere Krankenhaus: Leitfaden für das klinische Risikomanagement. Kohlhammer. 2019

Kahla-Witzsch HA. Organisations-Risikomanagement für Gesundheitseinrichtungen – Praxisleitfaden zur Implementierung und Weiterentwicklung. Austrian Standards. 2023

Kempny C, Breimann C. Retention Management im Krankenhaus-Arbeiten im Spannungsfeld der Gesundheitsversorgung. Gr Interakt Org (2020) 51:235-248.

Knoblauch, H. (2008). Wissen. In: Baur, N., Korte, H., Löw, M., Schroer, M. (Hrsg) Handbuch Soziologie. VS Verlag für Sozialwissenschaften. S. 465–481.

KODE. Erfolgsfaktor Kompetenz Praxisleitfaden: In 6 Schritten zum Kompetenzmodell. Abgerufen von kodekonzept.com/erfolgsfaktor-kompetenz Abgerufen am 05.01.2025

Lancaster, J., Braithwaite, J. and Greenfield, D. (2010), „Benefits of participating in accreditation surveying", International Journal of Health Care Quality Assurance, Vol. 23 No. 2, pp. 141-152

Lehne, M., Sass, J., Essenwanger, A. et al. Why digital medicine depends on interoperability. npj Digit. Med. 2, 79 (2019).

Lehmann L, Engelhardt D, Wilke W. Kompetenzen für die digitale Transformation 2020. Digitalisierung der Arbeit. Springer. Berlin, Heidelberg.

Linderman K et al. Journal of Operations Management 22 (2004) 589-607.

Long D, Magerko B. 2020. What is AI Literacy? Competencies and Design Considerations. In Proceedings of the 2020 CHI Conference on Human Factors in Computing Systems (CHI '20). Association for Computing Machinery, New York, NY, USA, 1–16.

Longhini J, Rossettini G, Palese A. Digital Health Competencies Among Health Care Professionals: Systematic Review. J Med Internet Res 2022;24(8):e36414

Matusiewicz, D., Werner, J. (Hrsg.), 2021. Future Skills in Medizin und Gesundheit

Männistö M, Mikkonen K, Kuivila HM, Virtanen M, Kyngäs H, Kääriäinen M. Digital collaborative learning in nursing education: a systematic review. Scand J Caring Sci. 2020 Jun;34(2):280–292.

Männistö, M., Mikkonen, K., Kuivila, H.-M., Koskinen, C., Koivula, M., Sjögren, T., Salminen, L., Saaranen, T., Kyngäs, H., & Kääriäinen, M. (2020b). Health and Social Care Educators' Competence in Digital Collaborative Learning: A Cross-Sectional Survey. SAGE Open, 10(4).

Margareta Karlsson, Rickard Garvare, Karin Zingmark & Birgitta Nordström (2020) Organizing for sustainable inter-organizational collaboration in health care processes, Journal of Interprofessional Care, 34:2, 241-250

Marsall, Matthias et al. Digital health literacy: A cross-sectional survey study among patients after hospitalization in Germany. Zeitschrift für Evidenz, Fortbildung und Qualität im Gesundheitswesen, epub ahead of print.

Martins, V.S.M., Santos, C.M.N.C., Bataglia, P.U.R. et al. The Teaching of Ethics and the Moral Competence of Medical and Nursing Students. Health Care Anal 29, 113–126 (2021).

Matusik, Sharon F., and Charles W. L. Hill. „The Utilization of Contingent Work, Knowledge Creation, and Competitive Advantage." The Academy of Management Review 23, no. 4 (1998): 680–97

Mehta N, Pandit A, Shukla S. Transforming healthcare with big data analytics and artificial intelligence: A systematic mapping study, Journal of Biomedical Informatics, Volume 100, 2019, 103311.

Mergel I, Kattel R, Lember V, McBride K. 2018. Citizen-oriented digital transformation in the public sector. In Proceedings of the 19th Annual International Conference on Digital Government Research: Governance in the Data Age (dg.o '18). Association for Computing Machinery, New York, NY, USA, Article 122, 1–3.

Mergel I. Kompetenzen für die digitale Transformation der Verwaltung. innovative Verwaltung. 04/20: 34–36.

Möller, C., Popa, A. (2019). Herausforderung Zukunft: Das deutsche Gesundheitswesen im Wandel. In: Stich, V., Schumann, J., Beverungen, D., Gudergan, G., Jussen, P. (Hrsg) Digitale Dienstleistungsinnovationen. Springer Vieweg, Berlin, Heidelberg.

Navarro Martínez, O.; Igual García, J.; Traver Salcedo, V. Transferring Healthcare Professional's Digital Competencies to the Workplace and Patients: A Pilot Study. Int. J. Environ. Res. Public Health 2022, 19, 13187.

Nikendei C, Bugaj TJ, Nikendei F, Kühl SJ, Kühl M. Klimawandel: Ursachen, Folgen, Lösungsansätze und Implikationen für das Gesundheitswesen. Z. Evid. Fortbild. Qual. Gesundh. wesen (ZEFQ) 156–157 (2020) 59–67.

Nilufar Foadi & Julian Varghese (2022) Digital competence – A Key Competence for Todays and Future Physicians, Journal of European CME, 11:1

Petzold T, Ille K, Effenberg P, Rego K, Beschmann H, Siebert J, Steidle O. Förderung der digitalen Transformation im Gesundheitswesen. Analyse des Kompetenzprofils aus der Perspektive des Qualitäts- und Risikomanagements. Monitor Versorgungsforschung 02/25: 71–78.

Petzold T, Eberlein-Gonska M, Schmitt J. Which factors predict incident pressure ulcers in hospitalized patients? A prospective cohort study. Br J Dermatol. 2014 Jun;170(6):1285–90.

Petzold, T., Minner, AS. & Elchlep, F. Die Vielseitigkeit des Qualitätsmanagements im Gesundheitswesen. QUALITAS 23, 4–9 (2024).

Petzold, T., Steidle, O. Digitale Transformation deutscher Gesundheitseinrichtungen. Bundesgesundheitsbl 66, 972–981 (2023).

Raleigh VS, Hussey D, Seccombe I, et al. Do associations between staff and inpatient feedback have the potential for improving patient experience? An analysis of surveys in NHS acute trusts in England. BMJ Quality & Safety 2009;18:347-354.

Regulation (EU) 2024/1689 of the European Parliament and of the Council of 13 June 2024 laying down harmonised rules on artificial intelligence and amending Regulations (EC) No 300/2008, (EU) No 167/2013, (EU) No 168/2013, (EU) 2018/858, (EU) 2018/1139 and (EU) 2019/2144 and Directives 2014/90/EU, (EU) 2016/797 and (EU) 2020/1828 (Artificial Intelligence Act)

Reixach E, Andrés E, Sallent Ribes J, Gea-Sánchez M, Àvila López A, Cruañas B, González Abad A, Faura D, Guitert M, Romeu T, Hernández-Encuentra E, Bravo-Ramirez S, Saigí-Rubió F. Measuring the Digital Skills of Catalan Health Care Professionals as a Key Step Toward a Strategic Training Plan: Digital Competence Test Validation Study. J Med Internet Res 2022;24(11):e38347

Ross S, Pirraglia C, Aquilina AM, Zulla R (2022) Effective competency-based medical education requires learning environments that promote a mastery goal orientation: A narrative review, Medical Teacher, 44:5, 527-534

Russell RG, Lovett Novak L, Patel M, Garvey KV, Craig KJT, Jackson GP, Moore D, Miller BM. Competencies for the Use of Artificial Intelligence-Based Tools by Health Care Professionals. Acad Med. 2023 Mar 1;98(3):348–356.

Sackett David L., Rosenberg William M. C, On the need for evidence-based medicine, Journal of Public Health, Volume 17, Issue 3, September 1995, Pages 330–334.

Santos, G.; Sá, J.C.; Félix, M.J.; Barreto, L.; Carvalho, F.; Doiro, M.; Zgodavová, K.; Stefanovi´c, M. New Needed Quality Management Skills for Quality Managers 4.0. Sustainability 2021, 13, 6149.

Scheuer, E. (2024). Blockchain-Technologie im Gesundheitswesen. In: Henke, V., Hülsken, G., Schneider, H., Varghese, J. (eds) Health Data Management. Springer Gabler, Wiesbaden. S. 725-741

Schickhardt, C., Winkler, E., Sax, U. et al. Dateninfrastrukturen für die Gesundheitsforschung. Bundesgesundheitsbl 66, 160–167 (2023).

Senghaas M & Struck O. Arbeits- und Personalsituation in der Alten- und Krankenpflege. Wie beurteilen Beschäftigte und Führungskräfte Belastungsfaktoren, Ressourcen und Handlungsmöglichkeiten? IAB-Forschungsbericht. Nürnberg. 2023.

Sens B, Pietsch B, Fischer B, Hart D, Kahla-Witsch HA, von Friedrichs V, Nothacker M, Schneider K, Paschen U, Rath S, Rode S, Schrappe M. Begriffe und Konzepte des Qualitätsmanagements – 4. Auflage. GMS Med Inform Biom Epidemiol. 2018;14(1):Doc04.

Shortell SM, Rundall TG, Hsu J. Improving Patient Care by Linking Evidence-Based Medicine and Evidence-Based Management. JAMA. 2007;298(6):673–676

Siebert, U., Heepe, J., Naghavi, B. et al. Gesundheitsversorgung: Interkulturell kompetent. Pflegez 73, 20–23 (2020).

Spitzberg BH. (Re)Introducing Communication Competence to the Health Professions. Journal of Public Health Research. 2013;2(3).

Stachwitz, P., Debatin, J.F. Digitalisierung im Gesundheitswesen: heute und in Zukunft. Bundesgesundheitsbl 66, 105–113 (2023).

Steidle O, Rego K, Petzold T. Digitale Gesundheitsversorgung. Anforderungen an eine erfolgreiche Transformation. Gesundheitswesen. 2024 Aug;86(8–09):549-552.

Swann, C., Jackman, P. C., Lawrence, A., Hawkins, R. M., Goddard, S. G., Williamson, O., ... Ekkekakis, P. (2022). The (over)use of SMART goals for physical activity promotion: A narrative review and critique. Health Psychology Review, 17(2), 211–226.

Thienen, J.v., Noweski, C., Meinel, C., Rauth, I. (2011). The Co-evolution of Theory and Practice in Design Thinking – or – „Mind the Oddness Trap!". In: Meinel, C., Leifer, L., Plattner, H. (Hrsg) Design Thinking. Understanding Innovation. Springer, Berlin, Heidelberg.

Tietmeyer, J., Nienaber, AM., Seng, A. (2024). Digitalisierung in Sozialer Arbeit und Sozialwirtschaft: Perspektiventwicklung vor dem Hintergrund einer ernüchternden Realität. In: Fichtner-Rosada, S., Heupel, T., Hohoff, C., Heuwing-Eckerland, J. (eds) Kompetenzen für die Arbeitswelten der Zukunft. FOM-Edition. Springer Gabler, Wiesbaden.

Tudor Car, L., Soong, A., Kyaw, B.M. et al. Health professions digital education on clinical practice guidelines: a systematic review by Digital Health Education collaboration. BMC Med 17, 139 (2019)

van der Schors W, Roos A-F, Kemp R, Varkevisser M. Inter-organizational collaboration between healthcare providers. Health Services Management Research. 2021;34(1):36-46 van Kampen S. Interprofessionelle Kompetenz. Kollaborativ arbeiten in variierend zusammengesetzten Teams der Gesundheitsversorgung. Göttingen: Cuviller Verlag. 2023. S. 267

Verhoef, P.C., Broekhuizen, T.L., Bart, Y., Bhattacharya, A., Qi Dong, J., Fabian, N.E., & Haenlein, M. (2021). Digital transformation: A multidisciplinary reflection and research agenda. Journal of Business Research, 122, 889-901.

Vertragszahnärzte sowie zugelassene Krankenhäuser (Qualitätsmanagement-Richtlinie/ QM-RL). Abgerufen von https://www.g-ba.de/downloads/62-492-3427/QM-RL_2024-01-18_iK-2024-04-20.pdf Abgerufen am 12.02.2025

Vogeser M, Börchers K, James J, Koch J, Kurscheid-Reich D, Kuske S, Pietsch B, Zillich S. Competence-based catalog of learning objectives for the subject area of quality management in medical studies – position paper of the working group Quality Management in Education, Training and Continuing Education of the Society for Quality Management in Health Care (GQMG). GMS J Med Educ. 2023 Jun 15;40(4):Doc42.

Wahlen M. Dissemination. In: Dang D, Dearholt SL, Bissett K, Ascenzi J, Whalen M. eds. Johns Hopkins Evidence-Based Practice for Nurses and Healthcare Professionals Model and Guidelines, 4e. Sigma Theta Tau International Honor Society of Nursing; 2022. S. 207–2017

Walshe K. Pseunnovation: the development and spread of healthcare quality improvement methodologies, International Journal for Quality in Health Care, Volume 21, Issue 3, June 2009, 153–159

Weber M. Wirtschaft und Gesellschaft. Mohr/Siebeck. 176. S. 124

Weber, S., Kuhn, J. Leitplanken statt Sperrbalken. Bundesgesundheitsbl 66, 103–104 (2023).

Wiesböck, F., Hess, T. Digital innovations. Electron Markets 30, 75–86 (2020).

Wischet W, Eitzinger C. Qualitätsmanagement und Sicherheitskultur in der Medizin: Kontext und Konzepte. Z. Evid. Fortbild. Qual. Gesundh. wesen (ZEFQ) 103 (2009) 530–535.

Wißotzki, M., Sandkuhl, K., Wichmann, J. (2021). Digital Innovation and Transformation: Approach and Experiences. In: Zimmermann, A., Schmidt, R., Jain, L. (eds) Architecting the Digital Transformation. Intelligent Systems Reference Library, vol 188. Springer, Cham.

Wright, J. B. (2023). Examining Factors That Contribute to the Planning Fallacy in Healthcare Cybersecurity Business Continuity Planning. In D. Burrell (Ed.), Applied Research Approaches to Technology, Healthcare, and Business (pp. 73-88). IGI Global.

Ziadlou, D. (2021). „Strategies during digital transformation to make progress in achievement of sustainable development by 2030", Leadership in Health Services, Vol. 34 No. 4, pp. 375-391.

GPSR Compliance

The European Union's (EU) General Product Safety Regulation (GPSR) is a set of rules that requires consumer products to be safe and our obligations to ensure this.

If you have any concerns about our products, you can contact us on ProductSafety@springernature.com

In case Publisher is established outside the EU, the EU authorized representative is:

Springer Nature Customer Service Center GmbH
Europaplatz 3
69115 Heidelberg, Germany

Batch number: 08598969

Printed by Printforce, the Netherlands